LOCUS

LOCUS

Smile, please

smile 154
和手機分手的智慧：
從此不再讓手機蠶食你的腦神經、鯨吞你的生活——30天作戰計畫
作者：凱薩琳‧普萊斯（Catherine Price）
譯者：許恬寧
責任編輯：潘乃慧
封面設計：三人制創
校對：呂佳真
出版者：大塊文化出版股份有限公司
www.locuspublishing.com
台北市10550南京東路四段25號11樓
讀者服務專線：0800-006689
TEL：（02）87123898　FAX：（02）87123897
郵撥帳號：18955675
戶名：大塊文化出版股份有限公司
法律顧問：董安丹律師、顧慕堯律師
版權所有　翻印必究

總經銷：大和書報圖書股份有限公司
地址：新北市新莊區五工五路2號
TEL：（02）89902588　FAX：（02）22901658

初版一刷：2018年8月
定價：新台幣260元
Printed in Taiwan

和手機分手的智慧

從此不再讓手機蠶食你的腦神經、鯨吞你的生活!
30天作戰計畫

⟶ How to Break up with Your Phone

Catherine Price 凱薩琳・普萊斯 著　許恬寧 譯

本書獻給克拉拉（Clara）

人生是由你關注的事物所組成的。

目次

你比你想的還要著迷，
你失去的比想像的更多

羅怡君

不知道現在看到這篇文章的你，是從手機或平板上瀏覽點閱，還是正拿著這本書呢？或者有點諷刺的是，你從網路社群裡得知這本書，然後現在正準備照著建議下定決心和手機分手？

這年頭事事充滿矛盾，正如作者開宗明義點出：我們愈難專心，就變得愈有價值——社群媒體公司和廣告主正忙著讓人分心點閱，然後成功售出注意力。對於這樣的行銷趨勢，大人世界玩得樂此不疲，透過各種促銷加強這種行為模式，然而另一方面，現實生活中有愈來愈多孩子，在學齡前就被診斷鑑定為注意力不足的過動兒，準備接受各式各樣的評鑑輔導。

嗯，到底我們想要專心還是分心？人畢竟不能像機器一樣隨意切換模式。

不只如此，最注重同儕關係、期待融入朋友群體的青少年，在iPhone問世的二〇〇七年之後，各類生活行為與寂寞指數卻呈現大幅度的變化。一只手中裝置不僅讓應該活力十足的青少年提早品嘗

「喧鬧中的孤獨」，現實中因為無力抵抗失衡而導致憂鬱、自殺、用藥的比例也急速增加。

以往我們總期待不說一句話就有人能猜到自己的喜好，但當社群媒體透過大數據演算做到「瞭解」每個人，為何我們感到前所未有的空虛寂寞？

最令人震撼的發現，莫過於當我們滑手機瀏覽著好朋友的生活或世界新聞時，或許不到五分鐘就能體驗完喜怒哀樂。這種「淺層體驗」可能讓生活經驗不足的孩子誤讀自己的感受、錯估情緒的深度，只要不喜歡不想看，可以馬上關掉視窗轉換心情，我們不僅容易耽溺於同溫層裡，甚至不自覺地創造網路烏托邦逃避現實。

我們並非毫無察覺這些矛盾，當父母們急著想停止3C裝置對孩子造成的誘惑和傷害，第一件事很可能便是上網搜尋「如何不讓孩子著迷3C」的建議；即使父母們不想承認，也不得不正視自己已經上癮的事實。《和手機分手的智慧》一書提供「智慧型手機強迫症測驗」，別再假裝都是別人或孩子才有這個問題，一個已經成癮而不自知的人，可能在臉書上公告「我要跟手機分手」、贏得上百個讚而感到一絲成就感。

三十天與手機分手的實作紀錄，集結一百五十位過來人的血淚經驗，過程裡可能有的心情掙扎、自我對話、想逃避的各種理由，藉由其他讀者的回饋一一攤現在你我眼前；當我們擔憂是否會遺漏什麼重要資訊，作者一語道破：如果真的是大事，你一定會從別的

地方聽到那件事；當我們又開始懷疑緊急時刻沒有手機無法應變，作者一句話就能完美解決：記住萬一發生什麼事，旁邊每一個人都有手機。

《和手機分手的智慧》作者像是個充滿同理、耐心的心理學家，對於沉迷上癮的芸芸眾生沒有半句苛責，還替我們蒐集各種有趣的研究數據、腦神經運作的方式，原來人性的需求是這樣有心地「被設計」成數位行為；別忘了，手機最「聰明」之處，便是讓我們以為自己的意見很重要，那種按下各種表情以示評論的習慣，可是讓我們付出不少代價。

那麼在這個不可能完全脫離FB、LINE、IG、TWITTER、EMAIL……的生活裡，到底要怎麼控制手機、重新取得生活主導權？幽默的作者再次發揮功力，把網址中的WWW轉化為三個提問：「為了什麼」、「為什麼是現在」、「還可以做什麼」，打開手機前運用這三個問題留意自己的行為，就能有目標地、有意識地、安心地使用這項工具。

這三個步驟也很適合親子共作，身為數位世代的孩子更需要家長的親身示範，透過簡單的步驟覺察自己的行為和選擇，3C議題不再是親子關係的引爆點，而是創造與手機「無痛分手」的共同經驗，說不定也能寫成一份三十天奮鬥日記？！

（《世上沒有理想的父母》作者）

致吾機之公開信

親愛的手機：

　　我倆第一次見面的情景，尚歷歷在目。當時你是身價高貴的新科技，只有在 AT&T 才買得到；而我是一個有辦法背出好友電話的人。我得承認，你出現在市面上時，你的觸控螢幕吸引了我的目光，但我當時忙著用摺疊機打簡訊，無暇展開一段新關係。

　　然而，一旦我把你握在手中，一切進展得是如此快速。不久之後，我們便形影不離，一起散步，一起聚餐，一起度假。你最初想和我一起進廁所時，感覺有點奇怪，然而在這個年代，浴室時間不再私密，不過是另一個我們可以共享的時光。

　　你和我，我們離不開彼此。你是我上床前最後撫摸的對象。我早上醒來後，第一件事也是伸手找你。你記得我的約診時間、購物清單、週年紀念日，還提供朋友生日可以寄過去的 GIF 動圖和歡樂

表情符號，這樣壽星就不會感到受傷，覺得我怎麼只寄了簡訊，沒打通電話過去。他們心裡會想：「哇，會動的氣球！」你讓我逃避聯絡的小心思，反而被視為溫馨之舉，為此我要致上無盡的謝意。

　　手機啊手機，你太神奇了，我是說真的。你除了讓我穿越時空，還令我訝異地發現，在許許多多個夜晚，自己熬夜不睡覺，三小時前就該上床睡覺，但依舊死盯著你的螢幕。我數不清有多少個夜晚，我們一起躺在床上，我得捏一捏自己，確認自己是否在做夢。相信我，我真的希望自己是在做夢，因為自從我們認識之後，似乎有什麼無形的東西干擾著我的睡眠。我無法相信你送我那麼多禮物，雖然嚴格來講，其中許多是我們一起在浴缸裡「放鬆」時，我自己上網買的東西。

　　手機，由於有你在我身旁，我再也不必擔心孤單一人。每當我焦慮沮喪，你提供遊戲、動態消息、大家瘋傳的貓熊影片，因此我有辦法忘卻自己的感受。此外，還記得「無聊」這檔子事嗎？也不過幾年前，我能打發時間的辦法，就只有做做白日夢，或乾脆動腦思考。甚至曾經有一度，當我踏進辦公室電梯，什麼都沒得看，只能看著電梯裡的其他人，整整六層樓眼睛都不曉得要擺哪裡！

　　然而，有你相伴的這些日子，我甚至不記得上一次感覺無聊是什麼時候。不過話說回來，很多事我都記不得了，例如我實在想不起上一次和朋友聚餐，大家從頭到尾都沒拿出手機是什麼狀況。我記不起一口氣讀完一整篇雜誌文章的感受，想不起自己這封信的上

一段究竟寫了什麼，也想不起撞上柱子前，究竟在看誰的簡訊。

　　不管了。總而言之，我感到沒有你，我就活不下去了。

　　那就是為什麼我得說出這個萬不得已的決定：我們必須分手。

前言

　　我先開宗明義提一下，本書的重點不是要各位扔掉手機，好讓公車輾過，畢竟跟一個人分手，不代表連朋友都做不成。跟手機分手的意思，也不是把觸控螢幕換成電話撥盤。

　　不管怎麼說，我們會喜愛自己的智慧型手機，是因為有太多值得愛的地方。智慧型手機是相機，是DJ，協助我們和親朋好友保持聯絡。任何我們想知道的事，不論怎麼稀奇古怪，都能幫忙解答。智慧型手機提供交通與氣象資訊，儲存我們的日曆與通訊錄，是神奇的工具。

　　然而，不知怎麼地，智慧型手機讓**我們自己**也變得像工具一樣。多數人無法從頭到尾好好吃一頓飯、看完一部電影，中間都不拿出手機。甚至只是在紅綠燈前停下，都要看一下手機。就算偶爾不小心忘在家裡或桌上，還是想伸手去拿，而且每次發現手機不在身旁，就又再次感到焦慮。各位如果和多數人一樣，你的手機現在大概就放在伸手可及的地方，而且光是我在這兒提到你的手機，你就想拿起來看一看，瞄一眼新聞、簡訊、電子郵件、天氣，或是不管看什麼都好。

去吧，去看吧，然後再回到這一頁。感覺如何？心裡平靜下來了嗎？能專心嗎？可以全心閱讀了？心滿意足了？也或者你感到有點分心，坐立難安，隱隱約約感到有壓力，但不曉得究竟是怎麼一回事？

今日，就在智慧型手機進入我們的生活不過十多年，我們開始疑心它們對生活的影響不完全是正面的。我們很忙碌，卻是窮忙。我們跟誰都有聯絡，卻感到寂寞。帶給我們自由的科技，也像束縛我們的鎖鏈，我們愈陷愈深，困在一段動彈不得的緊張關係中，不免懷疑究竟是誰掌控著誰：我們愛我們的手機，但也時常痛恨它們帶來的感覺，然而沒人曉得如何解開這樣的僵局。

問題不出在智慧型手機本身，而在於我們和它們的關係。智慧型手機一下子就滲透進生活中的每一個層面，我們不曾停下腳步思考，自己究竟希望這段關係是什麼樣子，也沒想過這段關係將如何影響我們的人生。

我們不曾細想，手機的哪些功能讓我們開心，哪些則使我們心情低落。我們不曾想過，為什麼放下智慧型手機是如此困難，也沒想過，拿起它們究竟對誰有好處。我們不曾想過，花這麼多時間使用手邊的裝置，會對大腦產生什麼影響，更沒想過，號稱要促成人際連結的裝置，是不是反而使人際關係日漸疏離。

和手機「分手」的意思，其實是給自己停下來思考的機會。

分手的意思是檢視你們這段關係，看看哪些地方行得通，哪些

地方行不通，畫出「網路人生」與「線下人生」之間的界線。分手的意思是，留意自己使用手機的方式與原因，從而意識到手機操控著你使用它的方式及動機。分手的意思是，消除手機對大腦造成的影響，將真實生活中的人際關係，擺在螢幕上的人際關係之前。

　　和手機分手，也意味著給自己必要的空間、自由、工具，創造出與手機之間長期的新關係，運用你喜歡手機的地方，擺脫不喜歡的部分。換句話說，你得建立讓自己健康快樂的關係，由你來主控。

　　各位要是好奇自己和智慧型手機目前處於什麼樣的關係，可以做一做大衛・格林菲爾德（David Greenfield）博士研發的「智慧型手機強迫症測驗」（Smartphone Compulsion Test）。[1] 格林菲爾德博士是「網路科技成癮中心」（Center for Internet and Technology Addiction）創始人與康乃狄克大學醫學院精神病學教授。如果以下問題說中你的情況，就把那條圈起來：

1. 你是否不知不覺中，花了很多時間在一般手機或智慧型手機上？
2. 你是否沒事就看著一般手機或智慧型手機來打發時間？
3. 你使用一般手機或智慧型手機時，時間是否莫名其妙就不見了？
4. 你打簡訊、用推特（Twitter）、寫電子郵件的時間，是否多過與人面對面的交談？

5. 你花在一般手機或智慧型手機上的時間是否持續增加？

6. 你希望自己可以不要整天都在用手機嗎？

7. 你睡覺時，是否固定將一般手機或智慧型手機（開機狀態）放在枕頭下，或是擺在床邊？

8. 你是否不論白天或晚上，不管當下正在做什麼，都隨時閱讀並回覆簡訊、推特、電子郵件？

9. 你是否一邊開車（或是做其他需要集中注意力的事），一邊寫簡訊、電子郵件、推特、Snapchat、臉書（Facebook）訊息，或是瀏覽網頁？

10. 你是否感到一般手機或智慧型手機有時會讓自己生產力下降？

11. 你是否不希望手邊沒有一般手機或智慧型手機，就算只是一下子？

12. 不小心把智慧型手機忘在車上或家裡、手機沒訊號、手機壞掉，會不會讓你感到心煩意亂？

13. 吃飯時，你的一般手機或智慧型手機是否永遠擺在桌上？

14. 你的一般手機或智慧型手機鈴聲響起、發出嗶嗶聲或振動時，你是否很想查看簡訊、推特、電子郵件或近況更新等等？

15. 你是否一天之中多次隨意查看一般手機或智慧型手機，儘管你知道大概不會有新訊息，或是沒什麼重要的東西好看？

好了，以下是格林菲爾德博士的得分分析：

一分－兩分：你行為正常，但不代表你該活在智慧型手機的世界裡。

三分－四分：你的行為傾向有問題或強迫性的手機使用方式。

五分以上：你大概已經出現有問題或強迫性的智慧型手機使用模式。

超過八分：如果超過八分，可能要考慮諮詢專治行為成癮的心理醫師、精神科醫師、心理治療師。

好了，各位的分數若是和多數人一樣，那麼你剛剛發現自己該去做一下心理評估了。講真的，這個測驗要拿分也太容易了，唯一能讓得分在五分以下的辦法，就是不要擁有智慧型手機。

然而大家都一樣，不代表這個測驗提到的行為與感受就是無害的，也不代表這個測驗過於誇大，只代表手機帶來的問題可能比想像中來得大。不信嗎？玩玩看以下這個遊戲就知道了：下一次你人在公共場所時，留意一旁有多少大人、小孩正盯著手機。接著想像一下，那些人不是在看自己的智慧型手機，而是正在注射毒品。難道身旁有一半的人都在施打毒品，吸毒就變成一件正常或OK的事嗎？

我的意思不是智慧型手機的成癮性，實際上和注射毒品一樣

大，但我的確認為，如果我們自認沒事，也沒問題，其實是在自欺欺人。

各位不妨思考一下相關數據：

- 美國人一天查看手機四十七次左右。[2] 十八歲至二十四歲之間的人士平均更達八十二次。整體加總，等於所有人每日查看手機超過九十億次。

- 美國人每天花在手機上的時間平均超過四小時，[3] 也就是每週約二十八小時，每個月一一二小時，或是一年有五十六天。

- 近八成的美國人醒來半小時內會查看手機。[4]

- 有一半的人會半夜查看手機（二十五歲至三十四歲的人士則超過七五％）。[5]

- 我們大量使用手機，給身體帶來「重複施力傷害」（repetitive strain injury, RSI），[6] 例如「簡訊拇指」（texting thumb）、「簡訊頸」（text neck）、「手機肘」（cell phone elbow）。

- 超過八成的美國人表示，自己「幾乎醒著的所有時刻」，手機都擺在身旁。[7]

- 每十個美國人中，近五人同意：「我無法想像沒有智慧型手機的生活。」[8]

- 每十個美國成人中，近一人承認自己做愛時會查看手機。[9]
  對，一邊做愛，一邊看手機。

不過，我覺得最驚人的民調結果是「美國心理學會」（American Psychological Association）二〇一七年的《美國壓力》（*Stress in America*）年度報告指出，近三分之二的美國成人同意，定期「下線」或進行「數位排毒」會對心理健康有好處，但實際上，不到四分之一的人做得到。[10]

　　我是健康科學記者，我對這種「明知道很好卻做不到」的現象很感興趣，不過我為了自己，也想瞭解這件事。我已經寫了超過十五年的書籍跟文章，探討糖尿病、營養化學、內分泌、正念、正向心理學、冥想。這輩子，除了短暫當過一陣子拉丁文和數學老師，向來都是自己的老闆。凡是自己開業的人都知道，當自由工作者，需要嚴格的自我紀律與大量專注力（媽啊，我曾經花了整整三年光陰書寫維他命的歷史）。你會以為現在我的時間管理技巧應該到了爐火純青的境界。

　　實際上，過去幾年，我的時間管理技巧卻變差，一次能專注的時間變短，記憶力變差，容易分心。當然，這和人上了年紀、大腦自然老化有關。然而我愈想愈覺得，還有一個外在因素也造成了影響：我的手機。

　　我童年過的生活和成人生活很不一樣，小時候幾乎沒有看螢幕的時候。我家的確有電視，我也喜歡放學後看卡通，但週末早上幾乎都躺在床上讀《清秀佳人》（*Anne of Green Gables*），或是呆呆望著天花板。我上高中時，大約也是家中第一次裝設撥接數據機的時

候，接著很快就迷上「美國線上」（America Online），或者應該說是迷上「青少年聊天室」（"teen chat" room），一次花好幾小時和看不到臉的陌生人打情罵俏，或是糾正別人的文法。我大學畢業時，第一代的手機（也就是「智障型手機」）正要開始流行。換句話說，我所屬的世代跟著網路一起成年：我的年紀大到還記得從前沒網路的年代，但也年輕到無法想像沒網路的生活。

我在二〇一〇年擁有人生第一支智慧型手機，沒多久就帶著那支手機出雙入對，經常拿出來看一下。有時只看個幾秒，有時一次看幾個小時。現在回想起來，同一時間也發生了其他事：我讀的書變少，也比較不常和朋友來往，還有明知道興趣能帶來快樂，但花在玩樂器等嗜好的時間卻減少。從事其他活動時，也因為一次能專注的時間變短而難以投入。然而，我並未想到這些現象彼此間可能有關聯。

這種事就跟談戀愛一樣，可能要過了很久之後，你才明白那段關係不健康。我花了很長的時間才發現，我和手機之間的互動似乎不太對勁。我開始注意到自己經常會拿起手機，「只為了看一眼」，但一看就是一小時，想著時間怎麼不見了。我會只為了回一則簡訊，一來一往浪費了三十分鐘，比面對面交談還累，甚至覺得若有所失。我會滿懷期待地打開 app，接著感到失望，因為沒得到想要的滿足感。

我做的那些事，本身沒有什麼問題，我感到不對勁的地方，在

於我有多常不假思索就做下去。花在手機上的時間，排擠掉真實生活的體驗，過後還帶來煩躁感。我拿起手機是為了讓自己心情好，但我經常跨越「撫慰心情」與「麻木滑手機」之間的界線。

我發現自己每次按下工作文件的「存檔」，就感到一陣興奮，手自動伸向手機，想查看電子郵件。每次必須等候時，不管是等朋友、等看診、等電梯，手機就會出現在我手裡。我會講話講到一半去瞄手機（這種習慣在今日太過普遍，英文已經出現「phubbing」這個新詞彙，結合了「phone snubbing」這兩個字，意思是「當低頭族」），忘掉別人對我這麼做的時候，我有多生氣。我有一股隨時想拿起手機的衝動。理論上是因為時時查看，才不會漏掉重要訊息，但我評估自己那麼做的原因時，卻發現壓根兒就沒想到**重不重要**的問題。

更重要的是，查看手機不但沒減緩焦慮，還永遠有反效果。我會睡前看一眼，發現收件匣有一封帶來壓力的電子郵件，接著躺在床上一小時睡不著，憂慮著原本可以明天早上再處理的事。我想休息時，便伸手拿手機，最後卻疲憊又焦慮。我號稱自己沒時間從事工作以外的興趣，但真的沒時間嗎？

我擔心自己不管是找路，還是決定要吃什麼，生活上不管什麼事都愈來愈交給app。再這樣下去，我可能會變成智慧型手機版的**「當你手裡的工具只有錘子，每個問題在你眼中都是釘子」**：我愈是依賴手機過生活，沒手機，就什麼事都做不成。

《美國壓力》這份報告的統計數據顯示，我絕不是唯一憂心這種現象的人。因此，我決定從專業的角度，探討自己好奇的問題，從身心與社交的效應來看花在手機上的時間對自己造成的影響。我想知道，我的智慧型手機是否讓我變笨。

我最初的手機研究不是很成功，因為我太容易分心了。事實上，我最初寫的智慧型手機筆記，讀起來像是注意力失調症患者的日記。我先是抱怨人們不該一邊過馬路，一邊打簡訊，接著就跳到介紹某種app，藉由將保育數位森林的責任交給你，來減少手機使用時間，然後坦承自己在寫這些顛三倒四的段落時，上網買了三件運動胸罩。

等我終於集中注意力，找到證據證明，自己愈來愈短的專注時間，和我使用智慧型手機和其他可上網的「無線行動裝置」（wireless mobile device，有的研究人員半開玩笑稱之為「WMD」，剛好和「大規模殺傷性武器」的縮寫一樣*）的時間，兩者可能確實有關聯。雖然相關裝置的研究，依然處於早期階段（這是自然，此類裝置問世頂多不過十年左右），目前為止的研究結果顯示，在上頭花大量時

---

* 本書更精確的書名應該是《和無線行動裝置分手的智慧》（*How to Break Up with Your Wireless Mobile Device*），因為平板電腦造成的問題一樣大，而且在不久的未來，智慧型手機會被其他新事物給取代。雖然我保留本書目前的書名，但各位可以把「手機」兩個字，代換成任何你目前正在談戀愛的WMD。

間會改變人腦的架構與功能，包括我們形成新記憶、深入思考、專注，以及吸收並記住閱讀內容的能力。多項研究提到，重度使用智慧型手機（尤其是社群媒體功能）會對神經質、自尊、衝動、同理心、自我認同、自我形象造成負面影響，也指出手機與睡眠問題、焦慮、壓力、憂鬱之間的關聯。[11]

提到憂鬱，許多研究人員指出，我們（尤其是青少年）如何與其他真實生活中的人互動，或者該說是**沒有**互動，智慧型手機有著很大的影響。把社交互動移轉到螢幕上所帶來的心理效應十分嚴重，《i世代》（*iGen*，iGeneration 的縮寫，也就是從小跟著智慧型手機一起長大的世代）的作者珍·圖溫吉（Jean Twenge）甚至指出：「說i世代面臨數十年來最糟糕的心理健康危機，並非言過其實。」[12] 圖溫吉已經研究世代差異二十五年，她表示自己從未見過短期間一下子出現如此不可勝數的重大變化。依據她的說法，「這種惡化的情形主要可追溯至i世代的手機。」

我因為要研究手機，認識了書寫語言的歷史，還學到閱讀的行為（這裡指的是讀書，而不是「關於XXX，N個你必須瞭解的事實」那種「清單體文章」）本身能改變大腦，促成深度思考。我探索目前的研究結果，瞭解網路資訊的呈現方式是如何不利於我們的專注時間與記憶力，以及智慧型手機是如何刻意設計成令人欲罷不能（還有誰因此得利）。我閱讀講習慣、成癮及神經可塑性的資料，得知智慧型手機是如何使原本心智健康的人士，出現心理問題的徵

兆，例如自戀、強迫症（obsessive-compulsive disorder, OCD）、注意力不足過動症（attention deficit hyperactivity disorder, ADHD）。[13]

此外，過去多年來，我為了書寫探討身心健康的文章，做過許多訪談。我回顧那些訪談，愈是研究，就愈看出自己和手機處於一段不健康的關係：那個人（或者該說是那個**東西**）左右著我，使我不喜歡自己，還讓我不肯放棄那段關係。此外，我讀到的資料愈多，就愈加確定大家對於行動裝置的依戀，不是無關緊要的趣味話題，而是影響深遠的問題，甚至稱得上是整個社會都成癮。我們必須採取行動。

然而，不論我做了多少功課，我都沒找到我最想知道的事：到底要怎樣解決問題。有的書籍和文章提供一些限制與禁止的方式，來減少手機使用時間。然而，就這樣一個複雜的問題來說，那些小訣竅感覺是治標不治本。

我發現我們會伸手拿手機有許多原因，有時單純真的需要使用手機，有時是下意識去拿，其他原因則出乎意料涉及深層的情感問題。光是叫自己少用手機，就像在告訴自己，不要再喜歡不會有結果的人，說得到，做不到，大概需要厲害的治療師才有辦法了斷那段關係，至少要有深思熟慮的自癒計畫。不過，我找了很久，似乎沒看到這一類的治療方案，決定自己設計一個。

我的第一步是在自己的生活中實驗一下，和先生來一場數位排

毒，二十四小時不碰手機，也不碰其他所有可以上網的裝置。我們在某個星期五晚上坐下來吃飯，我點好蠟燭，夫妻倆看了自己的手機最後一眼，接著關上二十四小時，完全斷電。此外，平板和電腦也不能碰，從星期五至星期六晚上完全與螢幕隔離。

那是一次令人大開眼界的體驗，感覺很不尋常，令我們大吃一驚。一開始，我們一直很想伸手去拿手機。我們告訴自己的理由是害怕錯過重要電話或簡訊，但如果誠實以對，那其實是心理依賴的徵兆。不過，我和先生成功抗拒了衝動，到了可以再次使用手機的時間，居然不想開機──我們的態度轉變是如此迅速。無論如何，這次不能使用手機的體驗並未使我們壓力十足，反而感到身心大幅復原，決定再試一遍。

我們稱這個關機儀式為「數位安息日」。實行第二次、第三次時，我們抓到了節奏，解決沒手機時會碰上的小問題。少了手機的干擾後，時間似乎慢了下來。我們散步、讀書、談天說地的時間變多了。我感到自己更健康，找回判斷力，就好像重新找回自己──那個我先前沒發現已經消失的自己。值得注意的是，安息日的效果一次似乎可以維持數日，那是一種**很美好**的數位宿醉體驗。

因此，我也想改變自己和手機在週一至週五的關係，看看能否延長那種正面的感受。然而，該怎麼做才不會出現戒斷症狀？我不想被手機控制，但也知道自己不想因噎廢食，完全放棄手機。

我不想一刀兩斷，而是想達到平衡。我想和手機建立新的關

係，在手機能派上用場或提供樂趣時使用，但不陷入無意識地不停滑手機。我發現為了建立新關係，我必須先冷靜一下。我需要時間，需要空間，需要暫時和手機分手。

我告訴大家我要和手機分手，大家都沒問我在講什麼，也沒問為什麼，反倒幾乎異口同聲地告訴我：「我覺得我也需要。」

我決定請眾人幫忙，寄出號召自願者的電子郵件，立刻得到近一百五十位二十一歲到七十三歲的實驗對象。他們來自六個國家與美國十五州，有老師、律師、醫生、作家、行銷人員、宣傳、家管、數據科學家、程式設計師、編輯、專業投資人、非營利組織主持人，以及珠寶師、平面設計師、音樂老師、私人廚師、室內設計師等自雇者。

我自己做過的研究，包含正念、習慣、選擇架構、分心、專注、注意力、冥想、產品設計、行為成癮、神經可塑性、心理學、社會學及破壞性科技史。我依據這些研究，幫自己擬出閱讀作業與任務，並在親身嘗試自己的點子後，寄給實驗對象，請他們提供意見與建議，得出精益求精的版本。

大家給我回應時有話直說，我很訝異許多共通的主題反覆出現。小組實驗結束後，我得出三個結論。首先，大家都一樣，很多人擔心自己手機成癮。第二，儘管有人大喊不可能，我們真的有能力戒掉手機癮。第三，和手機分手，不但能改變你與裝置之間的關

係，還能改變你的人生。

首先，我們必須先把和手機分手，當成不做不行，不然永遠分不成。也因此，本書的前半段是希望嚇醒各位的〈快醒醒〉警世文，解釋為什麼手機會設計成讓我們用起來欲罷不能，背後的手法是什麼，以及花大量時間在手機上，將對人際關係與身心健康產生什麼樣的影響。換句話說，就是分手的過程中，你的好友在某天晚上把你拉到酒吧一旁，一一細數你男友或女友讓你生活一團糟的地方。一開始，你的回應是：「別管我的事！這是我的人生！」談完之後，你知道朋友說得沒錯，於是開始驚慌，手足無措。

本書的第二部分〈分手〉會教各位怎麼做。那是一份三十天計畫，協助你和手機建立起較為健康的嶄新關係。別擔心，除了長達二十四小時的時段，我不會要求你和手機這輩子不得再見面。我會提供一系列的練習，協助各位以無痛的方式，建立一段量身打造、走得長遠、且在一起會感到開心的新關係。

此外，我也會提供許多走過那段歷程的人士的心得，替各位加油打氣（為了保護當事人隱私，部分是化名）。

我在寫這段話時，考慮到這本書的讀者將有兩種：一種是幫自己買，一種則是買給自己擔心的朋友／父母／親戚／室友／配偶，而收到書的人，可能不會很「感謝」這份「禮物」。

如果各位是第二種讀者，我先說聲抱歉：聽見別人說我們有問題，永遠不是什麼開心愉快的事。但我可以告訴各位一個祕密：**凡**

是想到要送你這本書的人，自己大概也對手機成癮。就算他們本人並未陷得太深，你們大概也認識其他人，最好重新審視一下自己與手機的關係。我鼓勵各位還是可以看看書中有沒有讓你心有同感的地方。讀完後，物歸原主——或許還可以附上手寫的小紙條：「換你了。」

　　不論各位扮演什麼身分，不論你為什麼要這麼做，和手機分手絕對不是容易的事。我們得自我反省，還得下定決心，把生活從裝置手中搶回來，而那些裝置的設計，原本就是要使我們難以斷捨離。

　　不過，我和其他已經成功分手的人士可以作證，這麼做絕對值得。和手機分手，除了可以幫助你和科技建立更健康的關係，其他你想像不到和手機有關的人生領域，也會出現良好的效果。各位愈是留意自己與手機的互動，就愈能夠留意到手機**以外**的世界——看見自己錯過多少東西。和手機分手，將喚醒各位內心那個知道生活並不發生在螢幕上的自己，而且愈快找回那個自己愈好。

part i

THE WAKE-UP

快醒醒

**每隔一段時間，
就會出現改變一切的革命性產品。**[14]

——賈伯斯（Steve Jobs）於二〇〇七年推出史上第一支 iPhone

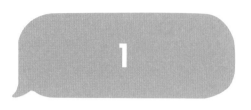

1

手機的設計
刻意使我們成癮

> 每當你打開 Instagram 看看有沒有新 PO 文，或
> 是每當你上《紐約時報》(*New York Times*) 看看
> 有沒有新鮮事，甚至內容是什麼都不重要，你就
> 是想看到新東西而已。你對那種感覺上癮。[15]
>
> ——喜劇演員阿茲・安薩里 (Aziz Ansari)

　　你會想，智慧型手機只不過是另一個嚇到世人的科技而已。電
報、電話、收音機、電影、電視、電玩，甚至是書籍問世時，都曾
引起恐慌，後來證明不過是杞人憂天。

　　雖然我們不該危言聳聽，但賈伯斯說得沒錯：智慧型手機真的
不一樣。智慧型手機顯然在很多地方與眾不同，但也喋喋不休煩著
我們，在我們工作時打擾我們，要我們把注意力放在它們身上。我

們要是陪它們，就會獎勵我們。智慧型手機四處搗亂，以前只有極度惹人厭的傢伙才會做那種事。此外，智慧型手機讓我們無遠弗屆地上網，而且和從前的科技產品不一樣的是，我們隨時把智慧型手機帶在身旁。

智慧型手機也是第一種特別設計成讓我們在上頭多耗時間的大眾科技之一。先前曾擔任 Google 產品經理的崔斯坦・哈里斯（Tristan Harris），如今致力讓大眾意識到各種裝置是如何設計成來操縱我們。他指出：「一九七○年代的電話背後，並沒有一千名工程師精益求精，不斷重新設計……好讓電話變得愈來愈令人欲罷不能。」[16]

或許，這就是為什麼推出 iPhone 的賈伯斯，限制自家孩子使用爸爸公司的產品。《紐約時報》科技記者尼克・比爾頓（Nick Bilton）問過賈伯斯，他的小孩喜不喜歡 iPad，他回答：「他們還沒用過，我們限制孩子在家中使用科技產品的時間。」[17]

微軟創始人比爾・蓋茲（Bill Gates）[18] 和太太梅林達（Melinda）也一樣，他們家的孩子要到十四歲才准使用手機。沒錯，比爾頓指出，許多科技執行長與創投人士「嚴格限制孩子看螢幕的時間」。他認為這代表「這些科技執行長似乎知道某些我們不知道的事」。

愈來愈多的心理健康專家得到共同的結論，「某些事」是指成癮風險。成癮聽起來有點誇大，畢竟我們是在談裝置，又不是在講毒品。然而，不是所有的成癮都與毒品或酒精有關，人類也可能對

行為成癮，例如賭博，甚至是運動。[19]此外，成癮程度有高有低，我們有可能沉溺於某件事，但還不到自毀人生的程度。

　　成癮的定義也可以是「不顧負面結果，持續尋求某事」（例如毒品或賭博）。加拿大精神科醫師諾曼‧杜伊奇（Norman Doidge）解釋，成癮的一般特性為「成癮者失去對成癮活動的掌控，不顧後果，忍不住要做。他們出現耐受力，需要愈來愈高的刺激才能獲得滿足。如果無法從事成癮行為，就會出現戒斷症狀」。[20]

　　相關定義似乎說中許多人對智慧型手機的感受。此外，許多科技公司也不特別忌諱提到「成癮」這個字眼（例如二〇一五年加拿大微軟〔Microsoft Canada〕的〈消費者洞察〉〔Consumer Insights〕報告中，有一張全頁的資訊圖表，標題是「成癮科技行為十分明顯，尤其是加拿大年輕人」〔Addictive Technology Behaviors Are Evident, Particularly for Younger Canadians〕）。[21]不過，如果各位不喜歡**成癮**兩個字也沒關係，可以自由代換成任何詞彙。重點是我們查看手機時，許多跟導致成癮、能帶來美好感受的大腦化學物質與獎勵迴圈，同樣也會被釋放並啟動。

　　另一個重點則是跨時代的科技，並非像賈伯斯說的那樣，突然就「出現了」；那些科技是被設計出來的。手機與app公司不只注意到自家產品的神經效應，還刻意讓產品加上會觸發那些效應的功能——他們的目標十分明確，盡量讓我們花最多的時間與注意力在裝置上，業界術語是「使用者互動度」（user engagement）。為什麼

企業如此在乎「使用者互動度」？後文會再詳談，不過簡單來講，那是公司賺錢的方法。

我的意思並非科技公司為了利益，刻意傷害大眾（恰恰相反，許多科技業人士致力讓世界更美好）。此外，值得一提的是，可能讓智慧型手機造成問題的功能，同時也讓手機便於使用，樂趣十足。要是拿掉使我們感興趣的可能性，等於拿掉我們喜愛智慧型手機的所有重要原因。

儘管如此，既然眾多科技高層主管都限制自家孩子使用電子裝置，他們顯然不認為好處永遠大過風險——甚至感到有必要保護自己的家人，不讓他們使用自己製造的東西。這是矽谷版的毒販座右銘：「自己供的貨，千萬別自己嗑 High 了。」

2

多巴胺與成癮

時間一長，毒品就愈難戒，行為回饋帶來的興奮感也是一樣。如今，產品設計師是前所未有的聰明，知道如何吸引我們注意，也知道如何鼓勵我們使用他們的產品。一次、兩次、三次，一用再用。[22]

——亞當・奧特（Adam Alter），《欲罷不能：科技如何讓我們上癮？滑個不停的手指是否還有藥醫！》(*Irresistible: The Rise of Addictive Technology and the Business of Keeping Us Hooked*)

　　設計師為了盡量增加我們使用裝置的時間，用已知會觸發成癮行為的方式，操縱我們大腦內的化學物質。

　　多數相關手法與腦內的化學物質「多巴胺」有關。多巴胺具備多種功能，不過就我們的主題來講，最重要的是多巴胺靠著啟動大

腦中的愉悅受器，教我們將特定行為與獎勵連結在一起（就像實驗中每次按下壓桿就會得到食物的大鼠）。多巴胺使我們興奮——人類喜歡感到興奮，因此任何能觸發多巴胺釋放的體驗，都是我們想再來一遍的事。

不過，事情還不只這樣。某項體驗如果持續觸發釋放多巴胺，大腦就會記住因果關係，最終任何時候只要**想起**那個體驗就會釋放。換句話說，大腦會因為預期而釋放多巴胺。

能夠預期滿足感，是人類不可或缺的生存能力，例如我們因此有動機尋找食物。不過，預期也會造成渴求感，極端的狀況下還會成癮。大腦要是學到查看手機通常會帶來獎勵，要不了多久，大腦每次只要想起你的手機，就會釋放多巴胺，你會開始渴求看手機（有沒有注意到，看見別人在看手機，你也會想看自己的手機？）。

值得注意的是，「獎勵」有正面，也有負面。有時我們伸手拿手機，是因為希望／預期有好東西等著我們。然而，我們伸手拿手機，也常常為了避免不開心的事，例如無聊或焦慮。不論是為了避開什麼都一樣，大腦一旦學會把「看手機」與「得到獎勵」連在一起，我們就會好想、好想、好想看手機，彷彿成了實驗室的老鼠，為了得到食物，不斷按著壓桿。

幸好，我們對於食物的渴求，一般會在感到肚子很撐之後消退（要不然胃會爆炸）。然而，手機與多數app刻意設計成沒有「停止提示」（stopping cue），不會提醒我們何時已經足夠——這就是為什

麼很容易一個不小心，一用就停不下來。從某個層面來說，我們知道自己所做的事，正讓自己撐到吐，但大腦並未停下來，反而認為解決辦法就是尋求更多多巴胺。於是我們再次查看手機，一看再看。

當我們的手指滑個不停時，通常會怪罪自己缺乏意志力——換句話說，我們怪自己。我們不知道的是，科技設計師刻意操控我們的多巴胺反應，讓我們極度難以停止使用他們的產品。這種被稱為「駭進大腦」（brain hacking）的設計，基本上是依據大腦化學物質而來的行為設計——各位一旦知道如何辨認相關跡象，你會發現手機上四處可見那種設計。

二〇一七年，《六十分鐘》（60 Minutes）節目播出了一段引人入勝的訪談。安德森・古柏（Anderson Cooper）訪問新創公司「多巴胺實驗室」（Dopamine Labs）的創辦人蘭姆齊・布朗（Ramsay Brown）。有神經科學背景的布朗解釋：「多巴胺實驗室」替app公司設計駭進大腦的程式，找出app何時該「讓你多添一點愉悅的心情」，好讓使用者離不開app（這裡要特別提一下，布朗感覺是個體貼的好人，不像壞人）。

布朗特別舉了Instagram的例子，他說這個app的程式碼刻意不讓使用者立即知道有多少新的「讚」，而是累積起來，在最有效的時刻，一下子帶來一陣強烈的興奮感——這意味著，看見新的「讚」的時刻，你將不想關掉app。布朗提到的「你」，指的就是**各位**。

布朗向古柏解釋：「演算法會預測，嘿，現在這個使用者，是

二三一號實驗的受試者『79B3』，我們認為，如果在這一波給他看『讚』，而不是那一波……就可以改善他的行為。你和其他成千上萬人一樣，是參與某個即時控制實驗的受試者。」

「我們是白老鼠？」古柏問。

「你是白老鼠。」布朗回答：「你是箱子裡不斷按著按鈕的白老鼠，有時你會得到『讚』。他們這麼做是為了讓你留下來。」

布朗是少數願意上《六十分鐘》留下正式訪談紀錄的科技界人士。有趣的是，他也發明了一個叫「Space」的app，鼓勵人們**減少**手機使用時間，方法是讓社群媒體app的開啟時間延遲十二秒。布朗稱之為「禪定的一刻」，讓人們有機會改變心意。

然而，蘋果的App Store最初拒絕讓「Space」上架。[23] 布朗表示：「App Store不肯放行，他們告訴我們，凡是鼓勵人們減少使用其他app或iPhone的app，不得在App Store流通。」「他們不要我們提供讓大家不迷手機的東西。」*

---

* 《六十分鐘》後來指出：「那次的報導首播後幾天，蘋果打電話過來，說他們改變心意，Space可以在App Store上架了。」

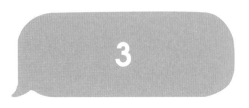

使我們
欲罷不能的手法

史上不曾像現在這樣,在三間公司工作的幾名設計師(大都是住在舊金山的二十五歲至三十五歲白人男性)的決定,就深深影響著全球成千上萬人注意力擺在哪裡。[24]
——前 Google 員工與設計倫理師崔斯坦‧哈里斯

我們愈瞭解自己的多巴胺反應,碰上大腦駭客時就愈容易辨識,因此本章將從手機的角度看幾個心理作用——以及我們如何因此被操縱。

我們對新鮮感成癮

各位曉得那種感覺嗎?剛開始談戀愛,每天飄飄然,很想和對

方一起共度時光？那也是多巴胺帶來的效應——每當我們體驗到新東西，體內就會釋放多巴胺。

然而，新鮮感一旦消退，多巴胺的分泌就會減少。談戀愛的蜜月期結束後，通常就會有人被甩。然而，我們永遠不會到達**考慮拋棄智慧型手機**的程度，因為手機（與app）被設計成持續提供新鮮感，所以多巴胺會持續分泌。

感到無聊或焦慮？那就收一下信。沒信？看一下社群媒體。還不夠？打開另一個社群媒體，或許再開一個。幫一、兩則文章按讚，追蹤幾個新的人，然後確認一下那些人有沒有禮尚往來，也追蹤你。或許再收一次信好了，以防萬一。即使手機上的app都還沒打開過第二遍，或是一次專心個幾秒鐘，幾小時就過去了。

值得注意的是，多巴胺帶來的興奮感不同於真正的快樂，但你可以去告訴我們的大腦，看看它們會不會聽。

我們是小朋友

任何和兩歲幼兒相處過的人都知道，小朋友對因果關係十分著迷。打開牆上開關，燈就亮了。按個按鈕，門鈴就響了。只要對插座表現出任何一丁點的興趣，大人就會狂奔過來。

我們就算長大了，也擺脫不了這種習性：不論我們幾歲，我們做事時喜歡得到回應。心理學稱這類反應為「增強」（reinforcement）。我們做事時得到的增強愈多，就愈可能再做一遍（想不到的是，反

應不需要是正面的。各位可能以為，小孩把培樂多黏土放進嘴裡時，只要加以責罵，他們以後就不會再做這種事，但相信我，一點用也沒有）。

手機上刺激多巴胺分泌的正增強無處不在，讓我們一再想使用手機。按一下連結，網頁出現了。按下「寄送」簡訊，就會聽見令人開心的「啾……」一聲。種種心理增強加在一起，帶給我們一種掌控的愉悅感——再度讓我們想要隨時使用手機。

不一定會得到回應，反而令人上癮

各位可能會以為，最能讓我們像強迫症一樣不斷看手機的方法，就是讓我們每次一開手機，**永遠**有好東西等著我們。

然而事實上，真正引我們上鉤的不是每次都有好事，「捉摸不定」才誘人：知道某件事**可能**發生，但不曉得是何時，或是不知道是否真的會發生。

心理學家稱這種無法預期的獎勵為「間歇性增強」（intermittent reinforcement），我則稱之為「我們和爛人約會的原因」。不論叫什麼名字，我們手機上幾乎每個app都運用了這種不可預期的釣魚技巧。

我們查看手機時，偶爾會發現好東西，例如一封感謝函、暗戀對象寄來的簡訊、有趣的新聞。好東西帶來的一陣多巴胺，讓大腦開始把「看手機」當成收到獎勵。同樣的道理，我們一感到焦慮就

想要看手機，為的也是安撫情緒。

一旦那個連結建立起來，我們是否看五十遍手機才得到一次獎勵，已經不重要了。由於多巴胺的緣故，大腦只記住那唯一的一次。當我們無法預測五十次查看中哪一次會得到獎勵，結果不是乾脆不看，反而是更想看。

想知道另一種利用「間歇性增強」來刺激衝動行為的裝置嗎？答案是吃角子老虎。

手機與吃角子老虎像極了，哈里斯甚至經常稱手機為「我們放在口袋裡的吃角子老虎」。

哈里斯在〈科技如何劫持你的理智〉（How Technology Is Hijacking Your Mind）一文中解釋：「我們從口袋掏出手機時，就是在玩吃角子老虎。」[25]

「我們手指往下滑過Instagram的追蹤頁面，是在玩看看下一張會得到什麼照片的吃角子老虎。我們在約會app上往左往右滑各式面孔，是在玩看看自己會不會得到配對的吃角子老虎。」

我們知道吃角子老虎經過特別設計，以會激發強迫性行為的方式給予獎勵，是史上最容易令人上癮的機器，也因此哈里斯的比喻令人心驚。

我們討厭感到焦慮

焦慮在演化上很重要，因為焦慮可以帶來強大的動力（焦慮沒

東西吃的獅子，比優哉游哉的獅子更可能存活）。然而，焦慮也很容易變成觸發因子，使我們壓力滿點，尤其是無法解決問題時。

加州州立大學多明格斯山校區（Dominquez Hills）的心理學家賴瑞・羅森（Larry Rosen）表示，每次我們拿起手機，手機刻意透過提供新資訊與情緒觸發因子引發焦慮，使我們每次放下手機時，就算只是短短一秒鐘，都會擔心錯過某樣東西。[26]

英文以一個非正式的術語形容這種焦慮：「FOMO」（fear of missing out，害怕錯過訊息）。別和另一個重要性被低估的相反詞搞混了：「JOMO」（the *joy* of missing out，**開心**錯過訊息）。從古至今，人類永遠為FOMO所苦，但以前沒這麼嚴重，因為智慧型手機問世前，我們很難得知自己錯過的一切。一旦離家（也就是遠離室內電話）參加派對，你無從得知，當晚同一時間或許有另一場更有趣的派對。無論是好是壞，你人只能待在已經去的那場派對。

智慧型手機除了讓我們更容易發現自己錯過的事，還會發送通知，像打噴嚏飛沫傳染一樣散布FOMO。我們開始相信保護自己的唯一方法，就是隨時查看手機，確定什麼都沒錯過。然而，不時查看非但無助於減輕手機帶來的FOMO，甚至還會增加。每次我們放下手機，腎上腺就分泌「皮質醇」，也就是深深影響人類「戰或逃」反應的壓力荷爾蒙。皮質醇使我們感到焦慮。我們不喜歡這種感覺，為了紓解焦慮，手就會伸向手機。有幾秒鐘，我們覺得好一點，放下手機後，卻再度開始焦慮。我們染上FOMO，於是不斷查看手

機，點一點、滑一滑、拉一拉螢幕，試著排解焦慮感，結果又增強了習慣迴圈，帶來增加焦躁的反效果。

我們想要被愛

人類是群居動物，極度需要歸屬感。

在離現在沒多遠的時代，被接納（或排擠）的感受來自生活周遭的其他人。例如我中學時，一群所謂的「朋友」，把班上同學受歡迎的程度從一排到十，然後說我是「負三」。

首先，從一排到十的量表，可沒有負數，不過重點是，當年我得到的判決是當著我的面講，而且算是在滿私人的場合。今日則放在網路上，人人看得到——甚至開放大家投票。不論是Uber的評分，或是社群媒體上的「讚」，今日許多最熱門的app積極讓使用者彼此打分數。

那些功能會出現並非巧合。設計師知道，人類天生渴望獲得他人的肯定，我們被多種管道評估時，就愈會有一股衝動，想持續關注自己的得分。奧特在《欲罷不能》一書中形容臉書上的「讚」按鈕，有著「難以誇大」的心理效果。[27]用他的話來說：「一篇一個讚也沒有的文章，除了讓人私底下難過，也是一種公開的譴責。」

我們如此看重此類評價，就跟我二十五年後依然記得中學那次人緣量表事件一樣，實在不必如此介意，但毫無疑問，我們就是無法不在乎。

特別奇怪的是，我們不只**在乎**其他人怎麼看，甚至**主動要別人**評斷我們。我們放出照片和文字，好讓大家知道有人愛我們，我們很受歡迎。甚至從人生的角度來看，我們想證明我們的存在很重要，接著發瘋似地再三回頭查看自己的照片，看看別人（至少他們在網路上的身分）是否也認同（雖然我們知道自己發文時篩選過內容，盡量把生活中最刺激有趣的一面呈現出來，卻忘了其他人也在做一樣的事）。

一切的一切加在一起，也難怪長時間掛在社群媒體上，與憂鬱和自尊低落有關。[28]奇怪的是，我們刻意讓自己重新體驗中學時期最糟糕的部分。

我們很懶

YouTube 與 Netflix 等平台設計成自動播放你的（或它們的）播放序列的下一支影片或下一集，是有原因的：逆流而上比順流而下困難很多。如果你正在看的節目的下一集，在前一集結束五秒後自動播放，你就比較可能接著看下去（有的平台允許用戶關掉這種功能。各位可以試試看，看看自己觀看的影片數量是否產生變化）。

我們喜歡以為自己很特別

人類喜歡自認獨特，設計師因此允許我們做許多手機的個人設定。我們除了能在主畫面與鎖定畫面擺上個人照片，也可以把最愛

的歌曲設成鈴聲，或是自行選擇動態會看到哪些類型的新聞。

相關功能讓我們的手機更實用、更有趣，但我們的手機愈像我們（也愈像我們獨特的地方），我們就愈想花更多時間在上頭。各位要是仔細觀察手機的個人化設定（我們可以控制哪些設定、哪些不行），就會發現，如果是讓我們想多用手機的功能，我們會有很大的控制權。如果不是相關功能，則幾乎不能更動。

舉例來說，我**可以**選擇把手機虛擬助理的口音，從美國女性換成英國男性——然後讓那個英國紳士講雙關語冷笑話給我聽（「過去、現在、未來走進酒吧，氣氛「緊張」〔tense，譯註：這個詞同時有「緊張」與「時態」兩種意思〕）。

然而，手機製造商卻花了好多年（以及至少一次訴訟），[29] 才開始讓我們自動回覆簡訊——看看電子郵件多久以前就能設定休假期間自動回覆，就知道那算不上什麼劃時代的點子。自動回覆簡訊除了讓我們更能暫時離開手機，甚至還能救命：很多人因為怕別人枯等，一邊開車一邊打簡訊。

這樣一想，哈里斯似乎說得沒錯：「我們愈是留心自己得到的選項，就愈是知道它們什麼時候不符合我們真正的需求。」[30]

我們自療

前文提過，「想感受到愉悅」的另一面是「希望避免心情低落」——理想上，愈是不費吹灰之力就做得愈好。那也就是為什麼

我們沒追根究柢，找出自己的負面情緒究竟從何而來，而是跑去喝酒、吸毒……或是滑手機。

二〇一七年時，《紐約時報》的麥特・瑞希特爾（Matt Richtel）報導，過去十年間，青少年使用酒精與藥物的趨勢持續下滑。聽起來是好消息，除非孩子們不過是用一種癮取代另一種癮。那篇報導的題目是〈青少年是否正在用智慧型手機取代毒品？〉（Are Teenagers Replacing Drugs with Smartphones?），文中引用的專家說法大都指出很有可能。

報導中的一位學校心理師談到自己的女兒：「我不會說女兒現在就像被大麻控制住，〔但〕她的確拿著手機睡覺。」

我們害怕獨處

如果說我們的手機擅長一件事，那就是手機讓我們永遠、永遠都不必和自己獨處。

可真是感謝上帝。二〇一四年，維吉尼亞大學與哈佛大學在《科學》（Science）期刊上發表一項研究，兩校的研究人員做了一個分成兩段的實驗，發現人們為了避免和自己的大腦獨處，願意不惜一切代價。[31]

在實驗的第一部分，受試者接受輕微電擊，接著被詢問電擊體驗是否不愉快到讓他們願意付錢換取不再被電。

研究人員把四十二名說願意付錢、不想被電的受試者，帶到一

個空無一物的房間裡，留他們一人獨處，裡面不能上網，也沒有任何可以打發時間的東西，請他們靠腦袋裡的念頭自娛十五分鐘。此外，研究人員還告訴受試者，想要的話可以按一個鈕，再次被電擊──也就是他們早先寧願付錢也不願再被電的相同電擊。

各位會以為，不可能有人接受被電擊的提議，對吧？錯了。四十二人中，十八人在這個十五分鐘的實驗中選擇接受電擊。**十八人！**（而且還電了不只一次。我最喜歡的一個實驗細節是，其中一名離群值受試者電了自己一百九十次。）

期刊論文作者寫道：「令人訝異的是，光是和自己的思緒獨處十五分鐘，顯然就讓許多受試者不堪承受，為求找事做，寧願電擊自己；他們先前還說願意付錢避免被電。」

小心聰明絕頂的科技專家

總歸一句話，我們的手機就像是數位版的特洛伊木馬：感覺像是無傷大雅的配件，裡頭卻裝著各種引誘我們放下戒心的操控伎倆。一旦放下戒心，注意力就會被奪走。下一章會立刻帶大家看看，注意力是非常寶貴的戰利品。

4

為什麼社群
媒體糟透了

> 與其說臉書靠廣告賺錢，不如說臉書是監視器。
> 臉書其實是人類史上最龐大的監視企業，它掌握
> 你一舉一動的程度，超過最會監控人民的政府。[32]
> ——作家約翰·蘭徹斯特（John Lanchester）

　　我問大家覺得哪種app問題最大，最常見的答案是社群媒體。這類app的內容和垃圾食物一樣，一吃就停不下來，即使覺得反胃也一樣。

　　各位的確**應該**感到反胃。不論是刻意令人成癮的設計，或是以監視為基礎的商業模式，社群app是典型的「特洛伊木馬設計」：用意是引導我們分享一般不會分享的資訊。對個人的整體心理健康以及社會來講，通常帶有負面效果。各位一旦瞭解社群媒體的力量，

可能會開始以全新眼光看待手機上其他許多的app與功能。

　　先問各位一個問題：各位是否好奇過，為什麼所有的社群媒體app都是免費的？原因不是發明人有一股博愛的衝動，想協助世人分享自拍，而是因為我們扮演的其實不是客戶的角色，社群媒體平台本身也不是產品。

　　社群媒體的客戶是廣告商，被販售的產品是我們的注意力。

　　這樣想吧，我們愈關注臉書、推特、約會app或其他社群媒體，程式就愈有機會讓我們看見贊助文。我們自願放上網路的資訊愈多，贊助文與廣告就會愈個人化、愈能偷走我們的注意力、愈有利可圖（對社群媒體公司而言）。

　　以多巴胺實驗室創辦人布朗的話來講：「你不用付錢給臉書，廣告商會付。你可以免費使用的原因是，臉書販賣的是你的眼球。」[33]

　　前文提過，廣告商想得到的戰利品是「互動」（engagement），[34]也就是廠商評估點閱數、按讚次數、分享次數，以及內容所得到的評論的指標，有時稱為「注意力經濟的貨幣」。[35]廣告商願意付很多錢得到互動。二〇一六年的社群媒體全球廣告支出為三百一十億美元，比僅僅兩年前幾乎多了一倍。[36]

　　換句話說，我們滑動社群媒體頁面與付出注意力的所有時間，都是在用自己的注意力替別人賺錢。相關數字高到令人咋舌：《紐約時報》二〇一四年的分析指出，臉書使用者一同付出了高達**三萬**

九千七百五十七年的注意力，**而這僅是每一天的數字**。那是我們少放在家人、朋友或自己身上的注意力，[37]而注意力就跟時間一樣，用了就是用了，再也追不回來。

這件事不容小覷，因為注意力是我們最寶貴的資產。我們只體驗到自己付出關注的事，只記得自己關注的事。我們決定要關注什麼事的當下，其實也是在做一個更重大的決定：我們要如何度過自己的人生。

把注意力放在社群媒體（或其他任何app）上，沒什麼不對。設計師試著做出有趣、令人投入、賺錢的app，也沒什麼不對。然而身為使用者，我們使用app的原因，應該是我們自己清醒的決定，而**不是**因為受到心理操控伎倆的影響，替別人賺錢。

社群媒體知道如何偷走我們的注意力

各位一旦意識到社群媒體平台背後的動機（偷走注意力和蒐集資訊），就能開始察覺平台設計是如何納入那些動機。

前文提過，「按讚」與留言功能並不是為了協助我們與他人連結，而是因為替社交互動程度加上衡量指標，可以讓我們不斷想查看自己的「分數」。

　　同樣地，社群媒體app輕鬆就能內建可選的「停止提醒」（stopping cues），協助我們控制使用量。app可以讓你選擇只看見前一小時或前一天的文章，或是限制你花多少時間看動態。然而，提供此類選項可能減少「互動」，也因此動態消息刻意設計成怎麼拉也拉不完。雖然知道文章永遠看不「完」，我們還是一直往下拉，想得到每一則新PO文帶來的多巴胺刺激。

社群媒體帶來沮喪

　　社群媒體最令人不安的地方，在於社群媒體影響真實生活中的人際關係，進而影響我們的心理健康。

　　多數人開社群媒體帳號是為了感到與世界連結，然而無數研究都顯示，社群媒體用得愈多，我們就愈不快樂。《美國流行病學期

刊》（*American Journal of Epidemiology*）二〇一七年的一份研究，[39]
追蹤同一群人一段時間，希望找出使用社群媒體是否真的**會造成**不
快樂，或者只是原本就不快樂的人受到社群媒體的吸引，而從研究
顯示看來的確有因果關係。論文作者在《哈佛商業評論》（*Harvard
Business Review*）解釋研究結果：「我們持續發現，替他人的內容按
讚與點選連結，當事人隨後都會自動表示，身體健康、心理健康與
生活滿意度明顯下降。」[40]

《大西洋》（*The Atlantic*）雜誌刊載了標題令人心驚的〈智慧型
手機是否毀了一個世代？〉（Have Smartphones Destroyed a
Generation?）。[41]心理學家圖溫吉以令人信服的證據指出：「從社交
互動到心理健康，智慧型手機的到來，已經徹底改變青少年生活的
每個面向。」（青少年的確是這個議題的極端例子，但我認為其他人
和智慧型手機的關係也是如此。）

圖溫吉在文中附上圖表，說明一九七六年至二〇一六年間的幾
股青少年行為趨勢。不論是和朋友出去玩的時間、取得駕照的年
齡，再到約會、睡眠、性愛，以及（最令人訝異的）寂寞，相關圖
表有一件事是一致的：青少年的數據斜度自二〇〇七年後發生非常
大的變化，也就是iPhone問世的那一年。

看了數據之後，很難不得出和圖溫吉相同的結論：「證據明顯
顯示，我們交到青少年手中的裝置，對他們的人生產生重大影響，
還讓他們嚴重不快樂。」圖溫吉表示，相較於過去的青少年，今日

的青少年或許過著**身體**較不容易受傷的生活（例如他們比較不會酒駕），然而，那可能是因為他們「拿著自己的手機，獨自一人待在房裡，而且通常心情沮喪」。青少年的憂鬱比例高，自殺率也高。

社群媒體是老大哥

想像有人敲你的門，要你把以下資訊交給政府：你的全名、出生日期、電話號碼、電子郵件地址、住家地址、念過的學校、做過的工作、感情狀態、全家每一個人與朋友的姓名與照片，一直回溯到你個人最早期的照片與影片，還有你的政治傾向、你去過的地方、你最喜歡的書、你最喜歡的音樂、你最喜歡的**所有東西**。你會交出去嗎？

我們**自願**把以上資訊（與更多東西）交給社群媒體──想都沒想過社群媒體公司會怎麼處理這些資訊。前臉書產品經理安東尼奧・葛西亞・馬汀尼茲（Antonio García Martínez）在回憶錄《矽谷潑猴》（*Chaos Monkeys*）寫道：「行銷業目前最熱門的事，能帶來數百億投資，讓臉書、Google、亞馬遜、蘋果內部忙個不停的事，就是找出如何⋯⋯串連不同的〔資料〕集，以及如何掌控連結。」[42]

臉書手中的使用者資訊量十分驚人──葛西亞・馬汀尼茲稱臉書為「打從DNA被破解以來，最大的個人資料控管者」。[43]多數人不知道，臉書可不僅僅曉得你在臉書上做過與分享的每一件事。由於臉書按鈕與cookies（留在你電腦裡的小檔案，追蹤你在不同網站

間的活動）的緣故，臉書也知道你造訪過多少網站、用過多少app、按過的所有連結。此外，由於臉書還與易速傳真（Equifax）等外部的資料搜集公司合作，臉書也知道你**沒上網時**的生活無數細節，[44] 包括（但不限於！）你的收入，還有你用信用卡買過的每一樣東西，臉書基本上都一清二楚。

最後，我們之所以該留意社群媒體背後的動機，還有一個重要原因：社群媒體所做的各種瞄準與個人化（personalization，譯註：依據個人資訊做精準的行銷）對整體社會造成的影響。

想到一間公司掌控了這麼多群眾如此龐大的資料，就令人感到毛骨悚然，而且從臉書的觀點出發，唯一的目的就是幫臉書賺錢。從正面的觀點來看，臉書會相當保護自己的資料，因為很值錢。然而，從負面觀點來看，臉書沒有任何理由在乎他們協助廣告商與我們分享的內容是否符合事實，因為臉書的目的就是得到點擊而已。如果要引人按讚，內容當然是愈聳動愈好。

臉書有能力在放廣告（如假新聞）時，瞄準最可能點選與分享的用戶，結果就是，我在臉書上看到的動態消息，可能和你在臉書上看到的完全不同——而且沒有任何消息經過查證，確保反映某種版本的事實。當這種事情愈來愈頻繁，我們就是在製造一個對「真相」的定義不再有共識的社會。

5

一心多用的真相

心智無法一次處理兩個念頭。試試看你能否在同
一時間想著兩件事。如何？做得到嗎？[45]
——慧敏法師（Haemin Sunim），《停下來，才
能看見》（*The Things You Can See Only
When You Slow Down: How to Be Calm
and Mindful in a Fast-Paced World*）

　　人們最常幫手機找的藉口，就是手機可以讓我們一次做很多
事，做事會更有效率。

　　只可惜，這種說法並不真切。人類其實沒有多工作業的能力
（multitasking，同時處理兩種以上需要注意力的事），因為大腦無法
一次進行兩種需要用上認知能力的活動。*我們以為自己在多工作業

---

* 沒錯，我們有辦法一邊洗碗，一邊聽新聞，但那不是「多工」真正的意思，其中一項
　不是高認知要求活動。

時，其實是在做研究者所說的「工作切換」（task-switching）。如同車子急轉彎一樣，每一次我們停止想一件事、改做另一件事，大腦需要先慢下來換檔——研究人員估計這個過程每次得花上二十五分鐘。[46]

這裡談的不只是工作上的多工而已（雖然多數人大概憑直覺就知道，在做棘手工作時停下來收個信，對生產力不會有幫助），我們一整天做的所有迷你多工都一樣：看電視時瞄一眼推特；打電話時看信；中午排隊點餐時在各種app間跳來跳去。各位以為自己有辦法**一邊**聽朋友說話，**一邊**回簡訊，但其實沒有辦法。

事實上，我們的注意力跳來跳去的頻率，經常高到我們從來沒給自己足夠的時間再次專心（上一次你花二十五分鐘只做一件事，是什麼時候？）。一心多用不只讓我們生產力下降，還影響到思考與問題解決能力。此外，一心多用十分耗神。

還不只那樣呢。二〇〇九年時，克利福德．那斯（Clifford Nass）帶領史丹佛大學的研究團隊，發表帶來重大突破的研究。[47]研究人員評估重度一心多用的人士處理各種任務的能力。研究假設，雖然多工最初會很耗神，時間久了，大腦的**某種能力**就會被訓練得更厲害。研究人員原本以為，相較於控制組，研究中的重度多工者擅長忽視不相關的資訊，得以在不同工作間有效轉換，或是較為擅長組織記憶，然而那斯表示研究人員的假設有誤。[48]

「我們十分訝異……多工者在多工的每一個面向都表現不佳，

不擅長忽略不重要的資訊，不擅長記住與組織資訊，也不擅長在不同工作之間轉換。」

　　還有雪上加霜的事？那斯表示：「大家會以為，一個人如果不擅長一心多用，就會不再那麼做。然而事實上，我們和多工者聊的時候，他們似乎認為自己擅長此事，覺得自己很好，再多做幾件事也沒問題。」

　　那斯的結論是？「我們擔心〔重度多工〕可能使人無法以清楚的方式好好思考。」

　　這個結論令人擔憂——尤其是想到多工（至少是**嘗試**多工）正好是手機鼓勵我們做的事（更別提那斯的研究在第一代iPhone問世兩年後就發表了）。此外，手機顯然因為縮短了我們維持注意力的時間，也傷害到記憶力，最後連單做**一件事**的能力也出現問題。

手機正在改變
你的大腦

> 神經元一起發射，一起連結。沒一起發射，就不
> 會一起連結。隨著我們用來瀏覽網頁的時間，排
> 擠掉讀書的時間……原本的智力功能與從事相關
> 活動的神經迴路就會弱化，開始分解。[49]
> ──尼可拉斯·卡爾（Nicholas Carr），《網路讓
> 　我們變笨？：數位科技正在改變我們的大腦、
> 　思考與閱讀行為》（*The Shallows: What the*
> 　*Internet Is Doing to Our Brains*）

　　人類的心臟與肝臟構造一旦成形後，就不會出現太大變化。一
直到非常近日，科學家以為，人腦的實體構造及個別神經元的功能
也一樣，相當固定。

　　不過科學家後來發現，人腦**不停**在改變。更令人想不到的是，

我們或多或少能控制這個過程。

　　我們其實可以透過思考與練習，改變大腦的架構與功能，倫敦的計程車司機是這方面最出名的例子。想當倫敦計程車司機的人士，必須背下數量驚人的城市交通資訊，包括大約兩萬五千條道路的名字與所在地、全市最常用的三百二十條路線，以及距離那些路線半哩內的每一個「興趣點」（points of interest, POI，譯註：例如公廁、餐廳、醫院、超市、景點等）。取得計程車司機資格前，必須先通過一項測驗，其包羅萬象的程度，稱得上是「知識大全」（The Knowledge，沒錯，雖然現在人人都有手機，倫敦司機還是得通過考試）。

　　二〇〇〇年時，倫敦大學學院（University College London）愛蓮娜·馬圭爾（Eleanor Maguire）帶領的團隊發表一項研究。他們掃描倫敦計程車司機的大腦，[50] 和一生中**沒有**花過數個月工夫記憶城市迷宮的人比較，看看有沒有什麼異同之處，最後發現計程車司機負責空間記憶的大腦區域（後海馬迴），大過非計程車司機。計程車司機研究倫敦街道所花的時間帶來了實體的影響。他們的思維改變了自己的大腦。

　　此外，一個人當計程車司機的時間愈久（換句話說，花比較多時間**練習**），改變就會愈明顯。

　　想一想計程車司機的例子，再想一想依據估算，美國人二〇一七年平均一天使用手機的時間超過四小時。

各位如果一天花四小時做一件事，**不論是做什麼**，都會變得超級厲害。如果我一天花四小時練習鋼琴，一個月內就有辦法學會講了很久都學不會的視譜。如果我一天花四小時學西班牙文，要不了多久就有辦法進行基本對話。

我們的大腦就像倫敦的計程車司機，高度回應重複與練習。因此值得探討的是，我們每天花在手機上的時間，可能訓練我們發展出哪些技能——以及代價是什麼。

我們使用智慧型手機時，多數時候並未專心，一次只拿起手機幾分鐘或幾秒。

就連使用較長時間時，我們也並未全神投入單一活動，仍然不停滑動螢幕，在不同的畫面間跳轉切換。

即便是使用單一app，如新聞或社群媒體app，我們專注於任何資訊的時間通常還是不會超過幾分鐘。每一則推特、簡訊、自我介紹與文章，都把我們的大腦拉往不同的方向。我們就像水蟲一樣掠過水面，從來不會潛入水底。

然而，那不代表我們僅僅隨意把注意力放在手機上，正好相反。手機讓我們全神貫注。這種結果聽起來很矛盾，那是一種高度專注於分心的狀態。

這種經常「專心分心」的狀態，不僅帶來長期的大腦變化，還**特別**擅長改變大腦。[51]

記者卡爾在二〇一〇年的《網路讓我們變笨？》一書中寫道：
「〔如果〕你想發明一種方法，以最快、最徹底的方式重新連結心智
迴路，你大概會設計出長相與功能都很像網際網路的東西。」

　　就我來看，我們今日甚至可以進一步延伸卡爾的話：如果想發
明重寫心智的裝置，創造永遠處於分心、孤立、過勞狀態的社會，
讓人們的記憶力衰退，損害專心與深度思考的能力，減少同理心，
鼓勵人們活在自己的世界裡，重新界定社交禮儀的界線，那你大概
會得出一支智慧型手機。

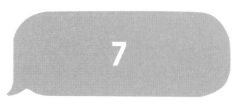

手機正在縮短你的
專注時間

多螢幕（multi-screening）把消費者訓練成比較無法有效過濾令人分心的事物——消費者愈來愈渴求新東西。也就是說，有更多攔截注意力的機會。[52]

——二〇一五年加拿大微軟的〈消費者洞察〉報告

　　講到我們的注意力長度，首先要知道的是，「分心」是人類的預設狀態。人類天生就容易分心，因為大自然裡常有東西想取走我們的性命，所以最好把注意力放在四周的風吹草動。環境中的變化可能代表著威脅。

　　然而，我們為什麼會忍不住就想分心看手機，手機的吸引力大過……譬如說看看四周有沒有老虎的衝動？神經科學家亞當．格札

利（Adam Gazzaley）與心理學家賴瑞‧羅森（Larry Rosen）在《分心》（*The Distracted Mind*）一書中指出，那是因為我們的手機（或者應該說網路）滿足了另一種演化行為：我們對資訊的渴求。

格扎利與羅森寫道：「人類似乎天生有一股衝動，我們不斷尋找資訊，就像動物不斷尋找食物……一日千里的現代科技讓資訊變得唾手可得，滿足我們對資訊的『飢渴』。」

換句話說，大腦偏好尋找新資訊，這不僅是它的設定，也容易被新資訊干擾，而那正好是手機鼓勵大腦做的事。

人腦偏好分心勝過專心的原因，在於凝神專注需要大腦同時做兩件事。

第一件事是選擇專心的對象。那份工作由大腦的前額葉皮質執行。前額葉皮質負責「執行功能」（或「由上而下」功能），例如決策與自控。

從許多方面來講，人之所以為人，就是因為前額葉皮質。如果我們不能掌控自己的注意力，就無法思考抽象或複雜的概念。

然而，前額葉皮質跟肌肉一樣，如果要求前額葉皮質做太多決定，它就會疲累——這種情形的專有名詞是「決策疲勞」（decision fatigue）。前額葉皮質太累的時候，注意力就會不集中，接著便開始神遊，無法區分該專心與不必專心的事。面前的資訊愈多，問題就愈大（前額葉皮質是大腦較晚近才演化出來的部分，也最脆弱，

碰上壓力容易當機，而改將事情交給大腦較原始的部分──這可不太妙，因為我們壓力大時常常會伸手拿手機）。

「專心」需要做的第二件事不太引人注目，但同樣重要，甚至比第一件事更重要：我們需要無視干擾。

就算**沒有**手機等人為干擾（或內部的干擾，例如思緒），我們的大腦已經暴露於大量的刺激之中。景象、味道、氣味、聲音、質地，我們的感官不斷傳來引發大腦行動與注意的新資訊。

從某個角度來看，我們有辦法無視干擾，比有辦法專心來得神奇。我們一次只能注意一件事，然而全神貫注還需要隔絕掉無限的感官資訊。

無視干擾顯然很耗心神。愈不常練習，就愈辦不到。當我們力氣耗盡，再也無法隔絕外來資訊，就會失去專注力，回到預設的分心狀態。

如果各位已經發現讀書或看紙本報紙，感覺跟在手機或電腦上看不一樣，你沒有瘋，的確是**不**一樣。我們讀書看報時，多數的分心事物是外在的，像是狗叫聲或吸塵器的聲音。大腦比較容易判斷哪些事重要，然後忽視不重要的事。

大腦因此有充足的頻寬思考並吸收讀到的東西。當我們閱讀紙本文字（也就是沒有連結或廣告），我們主要是啟動了大腦吸收與理解資訊的區域。

然而，當我們閱讀手機或電腦上的東西，到處都是連結與廣告（至少目前多數電子書是美好的例外）。從注意力長度的觀點來看，這點至少帶來三方面的問題。

首先，每當我們碰到連結，大腦就必須瞬間決定是否該點選。[53] 相關決定太常出現，通常我們根本沒發現。然而，我們無法同時瞬間做決定，又深入思考——這兩個動作會用上大腦彼此競爭的不同區域。每一個決定，不管有多小，或是下意識做出的決定，都會拉走我們的注意力，讓我們無法專心閱讀，難以吸收讀到的內容，更別說要做批判性的思考，或是日後回想內容。

第二，線上干擾不同於背景中汪汪叫的狗，直接嵌在我們試圖專心的內容裡。大腦難以分辨什麼該注意、什麼該忽視。試著吸收文字意義，但不注意到連結，就像是狗狗在舔你的臉時，試著數牠有多少根鬍鬚：幾乎數不出來，而且絕對令人心煩意亂。

第三，當心理疲勞造成大腦對分心的天生偏好占了上風，不論是忍不住按了騙點擊的文章，或是開始滑手機的社群媒體頁面，我們都是在增強最初讓我們難以專心的心智迴路。我們變得更擅長**不**專心。

結果就是，我們愈是在網路上讀東西，等同於在教大腦「略讀」。略讀可以是值得練習的實用技能，尤其是我們永遠面對大量的資訊過載。然而，當略讀變成我們的預設狀態，那就成了問題，因為我們的略讀能力愈強，就愈難以閱讀與深入思考，也更難只專

注在一件事情上。

　　很不幸，我們愈難專心，就變得愈有價值。如同社群媒體公司靠偷走你的注意力（接著售出）賺錢，資訊型網站也是靠使你分心來賺錢。就連新聞等訂閱制的網站，營收都得看頁面瀏覽次數與點閱率。那就是為什麼網路文章會附上很多連結，也常常出現投影片。專心不會讓企業財源廣進，分心才會。

手機擾亂你的
記憶

> 你找到的不是記憶的竅門，而是提示。[54]
> ——柏拉圖，《斐德若》(*Phaedrus*)

我們的大腦有兩種主要記憶形式——短期記憶與長期記憶，兩者都受手機影響。

長期記憶通常被形容成檔案櫃。你希望想起一件事的時候，大腦會搜尋一下檔案庫，從文件夾中找到裝著那個記憶的檔案，剩下的檔案則不去碰。

然而，實情並非如此。我們儲存長期記憶時，記憶不會放在大腦中專屬的文件夾，而是存在於其他相連的記憶網絡之中。這些被稱為「基模」(schema)的網絡，可以協助我們理解世界，串起我們新獲得的每一項資訊，以及原本就知道的資訊。基模可以解釋為什

麼單一刺激（例如聞到烤麵包的香味），就能勾起一連串的回憶。

此外，基模也能強化我們的思考，找出看似不同的事物之間的共同特徵。例如大腦知道「三角錐」與「南瓜」的功能不同，因此這兩樣東西不是靠功能基模連結在一起。不過，交通三角錐與南瓜雖然功能不同，的確有一個共同的特徵：兩者都是橘色。也就是說，兩者在基模裡因為顏色被連結在一起，並與橘子等其他橘色事物連結在一起。

以上的例子顯示，每一則資訊可以同時存在於數個基模。橘子連結至橘色基模（因此與三角錐有相同的連結），**也**連結至柑橘類水果（和檸檬也有連結）。

連結的多寡很重要，因為愈能從看似不相關的事物中找到連結，就愈可能豁然開朗。一個念頭引發另一個，再引發下一個……突然間，你想通了。

簡單來講，基模愈細緻、細節愈多，就愈有能力進行複雜的思考。然而形成基模需要時間，也需要心智空間。大腦過載時，我們製造基模的能力受限。猜猜看，什麼東西會使我們的大腦過載？

如果要瞭解，為什麼重度使用手機會擾亂我們的基模，得從「工作記憶」（working memory，此一詞彙通常可與**短期記憶**〔short-term memory〕交替使用）談起。

一般來講，工作記憶是我們當下記在心中的所有事物。當你走

進房間找鑰匙，不小心分心時，工作記憶可以回答：「我在找什麼？」

工作記憶（可以想成你的意識）也是每個長期記憶的必經通道，畢竟我們必須先意識到一個經歷的存在，才有辦法變成長期記憶。

問題就出在這裡：我們的工作記憶無法一次記住很多事。一九五六年有一篇著名的工作記憶研究，標題是〈神奇的數字：7 ± 2〉（The Magical Number Seven, Plus or Minus Two），[55] 意思是我們的工作記憶能夠記住五至九件事，不過較新的研究估算，其實比較接近二到四件事。[56]

工作記憶能記的事有限，因此很容易過載。如果我在派對上向你介紹兩個人，你大概能記住他們的名字。但如果我一次介紹八個人，你大概就記不住了。同樣的道理，把電話號碼分拆成三部分，會比一次記住所有的數字來得容易。

更麻煩的是，工作記憶試圖記住的資訊（你的「認知負荷」〔cognitive load〕）愈多，你愈不可能記住其中的任何事。

記不住，是因為把資訊從「工作記憶」變成「長期記憶」，需要耗費時間與腦力（短期記憶一般靠強化神經迴路連結，製造長期記憶則需要大腦製造新的蛋白質）。此外，把每一則新資訊連結至所有可能的基模，也得花時間與腦力。如果大腦的工作記憶忙著記太多東西（認知負荷過大），就沒有能力儲存資訊，更別說要處理

成有用的資訊，也無力製造轉換成長期記憶所需的蛋白質。那就像是一邊拋接錢包，一邊試著整理錢包：你辦不到的。

這讓我們回到手機：智慧型手機的一切使我們的工作記憶過載。App、電子郵件、新動態、頭條新聞，甚至是主畫面本身，智慧型手機可說是帶來雪崩一般迎面砸下的資訊。

被資訊蓋住的短期結果是心智疲勞，難以專心。長期的結果更嚇人。前文提過，我們訓練自己把注意力擺在手機上時，沒注意到周遭發生的每一件事——如果一開始就沒有體驗到周遭事物，更不用想日後會記住。

此外，我們讓自己工作記憶過載時，大腦就更難把新資訊轉成長期記憶。於是我們更不可能記住各種體驗（與資訊），就算我們**確實**努力專心過，也於事無補。

最後，工作記憶過載、認知負荷太大時，大腦的資源不足以將新資訊與體驗連結到原本就存在的基模。除了相關記憶成為永久記憶的可能性下降，基模愈弱，就愈不可能得出深刻的見解與想法。於是，我們失去深入思考的能力。

9

壓力、睡眠與滿足感

人們探尋快樂時，誤把心的興奮當成真正的快樂。[57]

──班迪達尊者（Sayadaw U Pandita），《今生解脫》（*In This Very Life: The Liberation Teachings of the Buddha*）

過去要是有人說自己在五分鐘內，一下子感到快樂、難過、興奮、焦慮、好奇、沮喪、被無視、重要、寂寞、開心，或是人生憂鬱無意義，大概會被判定腦袋出了問題。

然而，要是讓我用五分鐘手機，以上情緒我全部能走過一遍，不只五味雜陳，甚至百感交集都有可能。我們的手機就像潘朵拉的情緒盒子，每看一次，就是讓自己暴露在各種不愉快的驚嚇中。你

可能接到一封令人煩惱的電子郵件，或是提到你忘了做某件事的簡訊。你可能讀到令你憤怒的新聞、讓你焦慮的股價，或是教你難過的文章。

很多時候，我們最後會為自己無能為力的事感到有壓力，例如政治或股價。然而就某方面來講，我們**有辦法**奪回掌控權的狀況反而更糟，像是立刻回應帶來壓力的電子郵件：為了讓心情恢復平衡，我們得從原本正在做的事情之中脫離出來。

簡而言之，無知便是福，傻子才去看手機。

你的手機與你的睡眠

每天晚上，在你就寢前的兩、三個小時，腦中一個小腺體會分泌褪黑激素，告訴身體現在是晚上，讓你想睡。

日光是藍光，早上當日光進入眼睛後方時，大腦會停止分泌褪黑激素。你覺得自己醒了，準備好展開一天。藍光消失時（被黑夜或白熾燈泡的黃光取代），褪黑激素又再次分泌。

猜猜看，什麼東西會發出藍光？答案是螢幕。我們睡覺前如果還在使用手機、平板、電腦，藍光會告訴大腦現在是白天，我們應該要醒著。換句話說，晚上看手機等於在給自己製造時差。看螢幕的時間（尤其睡前時間）除了讓我們較晚睡著，也會傷害睡眠品質。[58]

然而，光線特質只是手機影響睡眠週期的其中一個原因。我們

用手機做的事，譬如看新聞、玩遊戲，大都會刺激行動。想像一下，如果你在社群媒體上追蹤的所有人，都和你在同一個房間，背景有電視的聲音，還有好幾個朋友在吵政治話題，你會有多難入睡。基本上，把手機帶上床，就是在讓自己處於那樣的環境。

慢性疲勞會對健康造成傷害，[59]肥胖、糖尿病、心血管疾病，甚至早死的風險都會上升。想到這裡，教人不得不特別關切手機對睡眠產生的影響。

哈佛醫學院睡眠醫學部（Division of Sleep Medicine）指出，即便只是短期的睡眠剝奪，[60]「都能影響判斷力、情緒、學習與記住資訊的能力，可能增加嚴重意外與受傷的風險。」你疲累時，大腦難以過濾干擾，自控能力不佳，比較無法忍受挫折，而且大腦難以決定哪些是重要到該注意的事、哪些不是。[61]

此外，不需要到一夜無眠的程度，就能造成短期的睡眠剝奪。睡眠醫學部的數據顯示，光是在一週半的時間裡每晚睡六小時（沒睡到七至九小時），「在第十天帶來的傷害，就等同先前整整二十四小時沒睡」，「對於表現的損害，相當於血液酒精濃度達到〇·一〇％，超過美國酒精中毒的法定限制」。[62]

噢，對了。萬一各位覺得以上顯然跟自己沒關係，別忘了睡眠剝奪愈嚴重的人，愈容易大力聲稱自己沒事——原因大概是他們判斷自身心智狀態的能力已經受損。

你的手機與心流

心流（flow）一詞由心理學家米哈伊·契克森米哈伊（Mihaly Csikszentmihalyi）提出，用以形容全神投入一場體驗時的感受。人們唱歌、從事體育活動，甚至工作時，都可能感受到心流。你處於心流時，高度活在當下，感覺時間不見了。你的體驗與心智之間的界線消失，渾然忘我，全神貫注，得心應手。心流帶來令人感覺生命豐富的時刻與記憶。

如果分心，就沒辦法投入體驗，也就是無法進入心流。由於手機是分心的工具，我們花愈多時間用手機，就愈不可能體驗心流。

手機與創意

創意是提出新點子的過程。創意需要放鬆的心情與心智空間，而使用手機時很難擁有這兩樣東西。好好休息，創意才會湧現。如同華盛頓特區國家兒童醫學中心（Children's National Medical Center）的睡眠醫學主任朱蒂斯·歐文斯（Judith Owens）所言：「睡眠剝奪會影響記憶、創意、語文創造力，甚至是判斷力與動機。」[63] 創意通常從無聊中冒出來，也就是手機努力幫我們避開的心理狀態。

無聊對創意的重要性，可以用林－曼努爾·米蘭達（Lin-Manuel Miranda）的話來總結。米蘭達是才華洋溢的得獎藝術家、音樂劇《漢密爾頓》（*Hamilton: An American Musical*）的創作人。他受訪時告訴《GQ》雜誌：「我還記得小時候，有一次我和最好的朋友丹尼

（Danny）一起坐車三小時。上車前，他從自家前院撿了一根樹枝。整趟旅程，他就用這根**樹枝**發明各種遊戲。樹枝有時是一個人，有時是某個遊戲的道具，有時他會幫樹枝配音，假裝樹枝是電話。我還記得我拿著我的大金剛電玩（Donkey Kong）坐在他旁邊，心想：**媽啊，你拿著一根該死的樹枝自娛了三小時！**然後我又想：**哇，看來我的幻想遊戲該升級了。**」[64]

我讀到這段話時，想到自己應該多花點時間玩樹枝。不過我心中也響起一個憤世嫉俗的聲音：「我敢打賭一定會有人做出相關的 app。」

10

如何奪回
你的人生

我們學會忍受不舒服,忍受緊繃,忍受〔渴望〕
帶來的蠢蠢欲動。欲望在發癢時,我們訓練自己
坐著不動。我們就是這樣學會打破掌控生活的習
慣模式所帶來的連鎖反應。[65]

——佩瑪・丘卓(Pema Chödrön)

　　好消息:手機帶來的許多負面效應其實有救。我們可以重新訓
練自己一次能專注的時間,奪回專注力,釋放壓力,改善記憶力,
晚上再次睡個好覺。我們可以改變我們與手機的關係,把人生從裝
置那裡奪回來。本書接下來的〈分手〉單元會教大家方法。不過開
始行動前,先稍微講一下分手步驟背後的科學與基本原理。

正念

正念一詞很難定義，不過就本書的目的而言，我喜歡麻州大學醫學院「醫療照護與社會正念中心」（Center for Mindfulness in Medicine, Health Care, and Society）研究主任賈德森・布魯爾（Judson Brewer）所下的定義：「正念是以更清楚的方式看世界」[66]——包括我們自己。

概念簡單，效果卻很強大，尤其是在破除成癮方面。有多強大？二〇一一年時，布魯爾和同仁發表隨機對照實驗的研究結果，[67] 目的是找出正念訓練能否協助人們戒菸。更明確來說，研究團隊試圖比較正念與接受「黃金標準」治療的差異；「黃金標準」治療是美國肺臟協會（American Lung Association）的「擺脫抽菸」（Freedom from Smoking）計畫。

布魯爾在兩年間，將約一百位的抽菸者隨機分配為兩組，一組參加「擺脫抽菸」療程，一組訓練正念。

布魯爾首先告訴「正念組」習慣迴圈的概念，正念組學會找出觸發物，在不試圖改變任何事情的前提下，練習觀照自己的欲念（與反應）。光是這一步就有驚人效果——舉例來說，某位老菸槍僅僅是仔細留意香菸的**味道**，就下定決心戒菸。布魯爾寫道：「她從知識昇華到智慧；從理論上知道吸菸不好，變成從骨子裡就**明白**吸菸不好。」[68]

接下來，布魯爾教正念組接受自己的欲望，而不是逃避自己的

欲望。受試者練習意識到自己的癮念。也就是說，讓菸癮發生，不試圖阻止，練習觀照自己的渴求帶來什麼樣的身心感受，並在菸癮出現時，「等著癮頭過去。」此外，布魯爾還傳授受試者正規的冥想練習，按理每一天都要做。

布魯爾分析數據，發現正念組的戒菸率是「擺脫抽菸組」的**兩倍**。此外，正念組後來破功又再次吸菸的人數少非常多。

練習正念同樣也能協助我們戒掉手機癮，效果甚至可能勝過戒菸。不過，正念的功用不只如此。刻意觀照自己每一個當下的體驗，將帶來與手機無關的記憶養分，協助我們紓解焦慮，豐富人生，因此接下來我們要學的第一件事就是正念。

首先，我們將觀照自己的情緒、想法、反應，不要批評自己，也不必試圖改變任何事。我們將注意到大腦送出的邀請，接著練習決定該如何回應，以及是否該回應。

我再多解釋兩句：我們的大腦就像過度熱心的派對主辦人（而且有點發瘋），**不停**邀請我們去做各種事情，或是做出某種反應。你碰上塞車，大腦就邀請你對著另一名駕駛比中指。你發現自己星期五晚上孤身一人，大腦便邀請你下結論，自己是個沒人愛、沒朋友的人。

換句話說，無法抗拒的衝動其實是大腦送出的邀請。知道這一點很重要，因為一旦明白這點，就有辦法質問大腦，為什麼要邀你參加這麼糟糕的派對。為什麼塞車時不能邀你在車上唱卡拉OK？

為什麼獨自一人的星期五晚上，不能邀你去看你很想看、但找不到人一起看的電影？

正念除了可以協助我們注意與處理大腦的邀請，也能找出驅動癮頭的核心情緒、恐懼與欲望——這是打敗成癮的基本步驟。布魯爾在《蠢蠢欲動的大腦》（*The Craving Mind*）一書中解釋，大多數的癮都來自想讓心情變好／趕跑壞情緒的欲望。如果不先找出自己希望達成或避免什麼，就直接下令不准自己用手機，鐵定會失敗。你會戒了之後又開始使用，或是養成其他達成相同效果、但問題更大的壞習慣。

正念練習得愈多，你就會發現大腦有自己的意志（我把自己的大腦當成一個瘋瘋癲癲的好友）。一旦你明白，不是大腦的每一項邀請你都得接受，就能再次掌控人生——不管用不用手機都一樣。

如何忍過想用手機的癮頭

適用於菸癮的方式，也適用於手機癮。只要簡單接受自己的坐立難安，不試圖抵抗（順流而下，不要逆天而行），癮頭就會自然消失。

舉例來說，假如你發現自己很想伸手拿手機，練習正念就意味著，與其試著抵抗欲望或批評自己，你只需要注意到自己有那股衝動，專注在眼前這一刻。問自己，大腦與身體裡的那股渴

望是什麼感覺？為什麼是現在這一刻有這股衝動？你希望得到什麼獎勵，或是希望避免什麼不開心的事？如果回應這股衝動，會發生什麼事？如果什麼都不做，會發生什麼事？

下一次想看手機時，停下來，深吸一口氣，**注意**到自己出現這個癮頭就好。不要屈服，但也不必試圖趕跑這個念頭。好好觀照，看看會發生什麼事。

part ii

The BREAK-UP

分手

「我們必須靠著個人與集體行動，
奪回我們的注意力，再次主導活著的體驗。」[69]

——吳修銘，《注意力商人》(*The Attention Merchants*)

第一週

分門別類：
好的留下，壞的不要

人人都曉得專心的意思。專心就是在紛亂的思緒
中掌控心智，使自己神智清明……專心是不去做
某些事，以求有效處理其他事，是一種與迷惑、
茫然、精神渙散相對的狀態。[70]

——威廉·詹姆士（William James），《心理學原
理》（*The Principles of Psychology*）

　　歡迎加入「分手」計畫。接下來要教大家實作，與手機建立新
關係。在我們開始前，先提醒幾件事：

　　各位可以依據自己的情況調整計畫： 方框中列出為期三十天的
分手計畫，我建議不要急就章，因為改變習慣需要時間。儘管如此，
各位還是可以自由運用接下來的指南。什麼樣的方法與新關係適合

你，就照那樣去做。

第一週：分門別類

第1天（星期一）：下載追蹤app

第2天（星期二）：評估目前的關係

第3天（星期三）：開始留意自己的行為

第4天（星期四）：蒐集資訊，準備行動

第5天（星期五）：刪除社群媒體app

第6天（星期六）：回到（真實）人生

第7天（星期日）：與身體溝通

第二週：改變習慣

第8天（星期一）：向通知說「不」

第9天（星期二）：整理app可以帶來改變生活的神奇效果

第10天（星期三）：換個地方幫手機充電

第11天（星期四）：邁向成功之路

第12天（星期五）：下載阻擋app的app

第13天（星期六）：立下界線（手機勿入區與開機時間）

第14天（星期日）：拒當低頭族

第三週：重新掌控自己的大腦

第15天（星期一）：停下、呼吸、活在當下

第16天（星期二）：練習暫停

第17天（星期三）：練習掌控專注時間

第18天（星期四）：冥想

第19天（星期五）：替暫時分離做好準備

第20天與第21天（週末）：嘗試與手機分開

第四週（與剩下的日子）：你與手機的新關係

第22天（星期一）：嘗試與手機分開

第23天（星期二）：手機齋戒

第24天（星期三）：處理各式邀請

第25天（星期四）：整理數位生活的其他層面

第26天（星期五）：留心想看手機的時刻

第27天（星期六）：數位安息日生活小祕方

第28天（星期日）：高效人士的七個手機習慣

第29天（星期一）：持之以恆

第30天（星期二）：恭喜！

你並不孤單：後文的楷體字部分是其他分手前輩的心得。各位看了就知道，其實大家都有類似的困擾，可以參考別人是怎麼做的。

誰都無權對這場分手置喙：各位不必批評自己，也絕不該由我來評斷。我們唯一要做的事就只有觀察、提問與實驗。如果你覺得自己每天就該發一百五十則WhatsApp訊息，也完全由你決定。

不需要有壓力──也沒有所謂的「失敗」：如果試過某個練習後有用，太好了，加進你的工具箱。萬一沒用，那就嘗試下一個練習。同樣地，萬一又回到原本的習慣（老實講，這種事很可能發生），不必自責，再次努力就好。承認自己很失望，然後做點什麼事來彌補，再次回歸正軌。這有點像製造二氧化碳之後植樹的「碳補償」概念，只不過這次是為了過度使用手機而補償。舉例來說，如果起床後不小心落入社群媒體黑洞，可以刻意約朋友出來吃午餐，或是傍晚不帶手機出門散步。

做筆記：接下來的分手步驟有的是提示，有的是需要回答的問題。如果各位是那種會寫日記的人，我建議可以特別準備一本分手筆記本，實驗結束時就有可以回顧想法的書面紀錄。各位也可以把

答案寫成幾封電子郵件或信，寄給自己，或是寫在本書的空白處。

進一步瞭解該怎麼做：由於科技日新月異，我刻意沒放進如何調整手機設定的細節。如果有疑惑，可以上網搜尋自己的手機型號，或是找身邊九歲的人，請他們幫你設定。

從瞭解自身情況做起：我們將研究自己在個人生活中如何使用手機（不含工作或學校方面的目的）。原因有兩點。首先，從私下的生活檢視起最容易。許多人替自己的手機使用習慣找藉口，宣稱工作需要隨時查看手機。但各位**真的**是為了工作看手機嗎？你滑Instagram的動態消息是「為了工作」？第二，我們改變私下的手機使用方式後，八成也會改變工作時的使用習慣。搞定你與手機的私人關係後，你們之間的公事關係也會有所改善。

邀請大家一起來

獨樂樂不如眾樂樂，而且大家一起和手機分手的話，你們與手機的新關係也比較可能維持下去。我鼓勵各位召集朋友、家人、室友、同事、讀書會成員，一起體驗這個分手歷程，聊一聊本書問的問題，彼此監督。

「找到機會就鼓勵其他人也一起來，趁機安排活動。道理就跟節食一樣，如果你和另一半或家人，一起改吃健康食物，就比較容易堅持下去。」——莎拉

神遊沒有什麼不對：有時你就是想漫無目的地滑手機。真正造成問題、需要試圖避免的，其實是讓漫不經心成為常態。

最後再補充一點：

重點不是懲罰自己：我們想解決的問題是「我們**聲稱**自己想怎麼過生活」與「實際上如何過生活」之間的落差。和手機分手會很痛苦，但最終你會變得開心。如果過程中開始感到只是不停對自己說「不行」，那就往後退一步，重新振作。我們的目標不是和手機一刀兩斷，而是知道自己在做什麼。

為什麼要分類手機做的事？

分手失敗的原因通常是欠缺準備。前文提過，人們試圖改變自己與手機的關係時，通常沒先自問，自己究竟**想**和手機擁有什麼樣的關係，只從模糊的目標下手：「我要少用一點手機。」沒先弄清楚自己究竟要改變或完成什麼，也沒先找出自己為什麼會伸手拿手機，就想一下子完全戒掉，結果就是失敗，感到挫折並充滿無力感。

這種作法就彷彿說自己想要一段「更好的關係」，於是甩掉某個人，但被逼問後又坦承，你其實不知道更好的關係是什麼樣子。如果不花時間找出答案，大概又會進入另一段不滿意或不健康的關係，跟先前才剛擺脫的一模一樣。

這種「全有或全無」的智慧型手機使用策略，忽略了前文提過手機也有許多**好**的一面。和手機分手的重點，不是剝奪現代科技帶

給自己的好處，而是設下界線，既享受手機的好處，又保護自己不受壞處影響。

那就是為什麼我們需要做一下用途分類。在分類階段，我們將利用正念與app蒐集資料，瞭解我們與手機目前的關係，找出哪些地方行得通、哪些行不通，知道自己究竟想改變什麼。

最重要的問題

前文提過，不論是概念上或實際上，**我們的人生，就是由我們付出注意力的事物所組成的。**因此，現在請花幾分鐘回答以下這個問題：

你想把注意力擺在什麼事情上？

各位在經歷接下來三十天（以及日後）和手機分手的過程時，不妨隨時回頭問這個問題。每次想伸手拿手機，或是任何時候感到迷失，就用這個問題穩住自己。

「我想把注意力擺在周遭環境，關注大自然、藝術與我個人的感受。」──艾蜜莉

「我想把注意力擺在朋友身上：我們一起體驗某件事的時刻（例如看電影或吃飯）。我想要完全活在當下。」──蘿倫

把鎖定螢幕畫面當成提醒

各位可以在一張紙上寫下「你想把注意力擺在什麼事情上？」，拍下來，設成手機螢幕的鎖定畫面（甚至可以拍下親朋好友拿著那張紙的照片）。如此一來，每當你拿起手機，就會被提醒是否真的要那麼做。

排好行事曆

我們正式開始前，趁各位現在鬥志正高昂（希望如此），選定一個與手機暫時分居的日期。我說真的，趁現在，快點拿出行事曆挑好黃道吉日。

各位如果照我建議的規畫走，從某個星期一展開三十天分手計畫，暫時分居將會是第三個週末的活動。我建議排在星期五晚上至星期六晚上，替剩下的週末奠定良好的基礎，不過從星期六至星期日也可以（如果那個週末不行，可挑另一個二十四小時的時段）。

沒錯，要是想要、需要的話，也可以晚一點再更改日期，重點是事先在日曆上定好時間。這可以增加你實地去做的機率，而不是把這本書看過去就算了。此外，先定好日期，也會讓你有時間準備（我會以各種方式協助各位做好暫時分居的準備，一起走過這段日子，一切都會沒事的。你甚至可能出乎意料地享受沒手機的時光）。

此外，也可以考慮把整個分手行程加入行事曆中，記在手機上或用其他辦法都可以。如果不想在行事曆上加進三十件事，設定同一個提醒就好，例如「與我的手機分手」，然後每天重複，一共重複三十天。

第 1 天（星期一）
下載追蹤 App

把手機用途分門別類的第一步，就是比較「我們**認為**自己在手機上花了多少時間」，以及「實際上花的時間」。首先請回答以下的問題：

- 如果要你猜，你一天拿起手機多少次？
- 你評估自己一天花多少時間在手機上？

接下來，下載時間追蹤app，自動監測自己多常拿起手機，花了多少時間在上頭（不確定要用哪個app的話，可以參考一七一頁的「建議資源」）。

先不必試著改變自己的任何行為，我們的目標只是要蒐集數據而已。幾天後，我們會討論你測出的結果。

「我每天花在手機上的時間，自己的評估和實際情形差很多。發現這一點讓我正視問題。」──達斯汀

第 2 天（星期二）
評估目前的關係

好了，你已經開啟在背景運行的追蹤app。請拿出筆記本，或是寄一封新的電子郵件給自己（也可以拿筆寫在本書空白處，我不會介意的），用幾句話回答以下問題：

- 你喜歡手機的哪些地方？
- 不喜歡哪些地方？
- 自從你長時間使用手機後，你發現自己出現了哪些變化（正面或負面都可以）？（視各位的年齡而定，也可以問，自從有了智慧型手機後，你是否注意到自己有任何不一樣的地方。）

「我喜歡世界資訊盡在指尖的感覺。有辦法找出所有問題的答案，或是不管去哪裡都能找到路，實在是太棒了。〔不過〕我也很容易沒事就掏出手機，開始看新聞、看很多東西。以前，我會利用空檔觀察周遭的世界。每次我強迫自己觀察，都會注意到先前錯過的有趣事物。」──康納

「我能維持注意力的時間大幅縮短。我平常不會事先做好計畫（弄清楚路怎麼走或查資料），因為我知道永遠可以到時候再查。我記憶力變差，身體也不舒服（脖子、手指、手腕），因為一直低頭看手機跟打簡訊。」──艾琳

接下來，想一想從現在起的一個月後，也就是分手計畫結束

時，你希望自己與手機的新關係是什麼樣子？你希望用多出來的時間做什麼事？你請別人說出在你身上發生的變化時，希望他們會說什麼？寫一段簡短的話或電子郵件給未來的自己，寫出你成功做到哪些事，恭喜一下自己。

「我希望不要一直和手機綁在一起，不要花那麼多時間滑一些我根本不認識的人的頁面。我想把奪回來的時間拿來做有用的事，培養新的嗜好，多上一堂健身課，讓男友／朋友說我現在不管做什麼事都變專心，不再心不在焉。」──雪凡

第 3 天（星期三）
開始留意自己的行為

分門別類的下一步是繼續做正念練習，留心自己使用手機的方式與時刻，以及當下的感覺。

請在接下來的二十四小時留意以下幾件事：

- 自己幾乎永遠會拿出手機的情境（如排隊、搭電梯、搭車）。此外，也注意早上醒來第一次與晚上最後一次通常會看手機的時刻。
- 你使用手機時，身體姿勢有哪些變化。
- 你把手伸向手機**前**的情緒狀態（如無聊、好奇、焦慮、開心、寂寞、興奮、悲傷、充滿愛意等等）。
- 你使用手機**後**的情緒狀態（感覺心情變好嗎？還是變糟？手

機是否滿足了促使你看手機的情緒需求？）

- 手機是如何以及多常搶走你的注意力（透過通知與簡訊等等）？
- 你用手機時有什麼感受？發現手機**不在**身邊時，有什麼感受？這個練習是為了讓你開始留意你的手機觸發大腦釋放多巴胺與皮質醇的時機與方式，以及當下你的感受（通常來講，渴求是一種對多巴胺的欲望，多巴胺本身令人感到興奮，皮質醇令人感到焦慮）。

此外，我也希望各位能留意以下幾件事：

- 不論有無使用手機，你同時感到自己能夠專心、有活力、開心、做事有效率、知道目標，是什麼樣的時刻？出現那種時刻時，留意自己正在做什麼、身邊有誰、是否在用手機。
- **其他**人使用手機的方式與時機——那帶給你什麼感受。

最後，選擇一天之中幾個你最常拿起手機的時刻，看看能否找出每次讓你重複這個習慣的觸發點。譬如說，你早上一醒來就看手機，或許是因為焦慮，或許是因為手機就擺在床頭櫃上。你在電梯裡看手機，可能是因為其他每一個人都在看。工作時看手機，是因為該做的事讓你感到無聊。

找出此類觸發點的目的，不是論斷它們是壞是好，只是要先意

識到它們存在，才能找出模式。

各位可以來點暖身運動，做做看《正念科技》（*Mindful Tech: How to Bring Balance to Our Digital Lives*）作者大衛・李維（David Levy）建議的「手機冥想」練習。[71]

首先，留心你當下這一刻的感受。呼吸狀況如何？你的姿勢？專心程度？整體的情緒狀態？

接下來，拿出手機，握在手中，不要解鎖螢幕。留心自己的呼吸、姿勢、專心程度、情緒狀態是否產生任何變化。

再來是解鎖螢幕，打開最常用的app（如電子郵件、社群媒體、新聞），花個幾分鐘瀏覽動態消息。如果是看電子郵件，回封信，接著再次檢視自己是否產生任何改變。

最後，關掉手機，收起來，擺在看不到的地方。感覺如何？有什麼不一樣的地方嗎？

以我而言，我發現自己一開始會開心，但用完手機後，幾乎不曾感到心情變好──觀察到這一點後，每次我出於習慣想拿手機時，就有辦法阻止自己。

「我注意到自己拿起手機前，通常會感到有點焦慮。五分鐘前我還不焦慮，但每次為了各種原因拿起手機查看的那一刻，我就會感到心神不寧。接下來，等我登入信箱收信、看了臉書之後，通常就會放鬆下來。為什麼？」──珍妮

製作一個實體的提醒

為了找出自己何時會伸手拿手機，可以把一條橡皮筋或髮圈套在手機上，或是把一段膠帶或貼紙貼在背面。這樣一來，每次你拿手機，就會感受到提示，記得要留心手機使用狀況。這個提醒道具，你大概只需要幾天，不久就會自動想起。你也可以製作視覺提醒，例如把鎖定螢幕的畫面，換成一張寫著「注意！」或「你為什麼拿起我？」的紙張照片。

第 4 天（星期四）
蒐集資訊，準備行動

好了，我們已經追蹤自己使用手機的情形數天了。資料在手，現在來分析吧。

1. 查看先前安裝的追蹤 App 蒐集到的數據

App 的追蹤數據或許不是百分之百準確，但沒關係，我們的目的只是要大致瞭解自己的猜測符不符合實際情形。

你一天拿起手機多少次？花多少時間在上頭？和你猜測的數字一樣嗎？有沒有令你嚇一跳的事？

「〔追蹤 app〕的數據嚇死我了。昨天我整整拿起手機八十一次，用了超過兩小時。」──莎曼珊

2. 留意你留意到的事

接下來，想一想自己在過去二十四小時注意到的事：你通常在什麼時候使用手機？原因是什麼？你留意到手機是如何以及多常打斷你，或是吸走你的注意力？這些干擾讓你有什麼感覺？

「手機隨時都在打斷我。隨一時一隨一地。整體來講，那些打斷有點像是咖啡帶來的興奮感——有精神、亢奮，但很短暫。」——喬許

你注意到自己在使用手機的前、中、後，以及與手機分離時，你有什麼樣的身體與情緒感受？例如放鬆、緊張、興奮、焦慮或其他情緒？你發現手機如何影響你的多巴胺與皮質醇濃度？

「伸手拿手機前，我感到一陣微微的不安，我想要某種東西——有點像是我坐在廚房桌子旁，突然間想吃東西，其實我並不餓。此外，也帶著一點興奮的期待感，就像從前我跟著媽媽去郵局，希望筆友寄了信給我。」——潔西卡

你留意到自己處於「心流」狀態（混合專心、有活力、開心、做事有效率、知道目標是什麼的時刻）時是什麼情形？當時你在做什麼？你身邊有誰？有在用手機嗎？

「聽起來很簡單，但我在花園除草時，同時感受到這些事。我喜歡待在戶外，看著除下的雜草愈疊愈高，感到自己很有效率，很有目標。我只有在拍下照片寄給同樣是植物迷的朋友時，才會用到手機。」——珍妮

你看到其他人用手機時，你有什麼感覺？

「我真的很討厭現在的手機禮儀不同以往了。現在人們可以在工作天用手機，假裝自己幹勁十足在聯絡公事，但顯然是在聊私人的天。」──貝絲

整體而言，你發現什麼樣的模式？有沒有讓你驚訝的觀察？

「我大都是無聊時用手機（在路上或自己一個人坐著的時候），還有晚上坐在沙發時會用（一邊看電視或拖著不想做事的時候）。當下不會想太多，但事後回想起來，那些時間其實可以拿來做比較有意義的事。」──伯納多

3. 給自己第一道減速丘防線

若想奪回對手機的掌控，最有效的方法就是設下減速丘：強迫我們慢下來的小型障礙。減速丘讓我們在出現衝動後、行動前暫停一下，有機會改變心意，改走別條路。

接下來的手機分手過程中，我們將實驗大量的身心減速丘。第一個練習叫「WWW」，也就是**為了什麼、為什麼是現在、還可以做什麼**（What For, Why Now, and What Else）的縮寫（各位可以在鎖定畫面中放上「WWW」三個字提醒自己）。

第 5 天（星期五）
刪除社群媒體 App

前文提過，社群媒體就像垃圾食物，大吃大喝後會有罪惡感，

但一旦開始吃，就很難停下，所以讓我們來練習掌控這件事。

ＷＷＷ：為了什麼、為什麼是現在、還可以做什麼

每當你發現自己伸手拿手機，花一秒鐘問自己：

為什麼要拿手機？你拿手機想做什麼？（如收信、瀏覽亞馬遜網站、叫晚餐外賣、打發時間等等。）

為什麼是現在？為什麼現在要拿起手機，而不是晚一點？理由可能跟實際需求有關（我想拍照），可能與情境有關（我人在電梯裡），或是跟情緒有關（我需要讓我分心的事）。

還可以做什麼？除了看手機，現在這一刻還能做些什麼？

如果問完ＷＷＷ，你依然決定這一刻真的想用手機，那就用吧。重點是給自己機會，替那個當下探索其他選項。如此一來，如果你把注意力放在手機上，那是你經過思考後所做的決定。

此外，事先找出目的，也可以防止自己原本只想在社群媒體分享一張照片，最後卻變成漫無目的多滑三十分鐘的動態消息。

　　首先，花點時間想一想，自己最常使用哪些社群媒體平台。接著問自己，**每星期**你願意為每一個平台付多少錢。

我說真的，快點想一想。

想出數字後，再回想一下最近一次很有收穫或開心的經驗，比如和一群好友共度時光，或是做你喜歡的事。

如果能回到過去，我要付你多少錢，你才願意失去那次的體驗？

懂了嗎？

如果各位和多數人一樣，你願意付給社群媒體的費用其實非常少。多數人的答案大約是每個平台每週一美元。

相較之下，如果要多數人刻意放棄有趣體驗的價格則高非常、**非常**多。

結論很明顯，我們重視社群媒體的程度，遠低於在真實生活中得到的樂趣——我們實在應該優先讓自己享有生活樂趣才對。理論上是這樣沒錯，不過對有些人來講，社群媒體是好工具，可以感到自己和親朋好友以及周遭世界連結在一起。

理想上，我們應該適度使用社群媒體，享受好的部分，避開壞的部分，然而手機上很難做到這件事。前面談過了，社群媒體app特別設計成讓我們上癮。

幸好，有一個簡單的方法可以對抗：**刪掉手機上所有的社群媒體app。**

是真的，現在就刪。把你的手指按在app圖示上，直到圖示開始晃動，接著按下角落的「╳」。App慌了，拋出一個想操控你的

問題:「確定要刪除嗎?刪除我,就會刪除我全部的資料喔?」請回:「確定」,接著哼一聲搖頭:大家都知道,臉書才不會**真的**刪除你的資料,依舊藏在雲端,隨時都能挪用,也隨時能再次安裝並下載。

如果你遲疑了,想清楚兩件事:

1. **不是刪了就回不去**:理想上,最好是一直保持刪除狀態,直到我們完成實驗的「和解」部分(到時候,我會提供建議,教大家與社群媒體建立較為健康的關係),但由你自己決定。

2. **你仍然可以隨時上社群媒體**:我的目的不是讓各位完全不碰社群媒體,只不過必須透過手機或電腦的網路瀏覽器,不要打開app。

這麼做的重點還是在製造減速丘。瀏覽器版本的社群媒體平台,通常功能少於app版本,而且比較難用。因此你有很多機會問自己,是否真的想在那一刻上社群媒體。

如果你決定自己真的想用,沒關係,但要以事先計畫好的方式登入。先設好目的(你想放上某些東西嗎?想知道某件特定的事嗎?純粹是為了好玩?),接著決定你要用多久,甚至可以設定時器。完成目的後,登出,關掉視窗,這樣才不會一打開瀏覽器,又自動跳出。

簡而言之,去做就對了,現在就刪掉app。我保證**你會沒事的**。許多人甚至告訴我,他們能夠成功戒掉手機癮,刪掉社群媒體app

是最有用的一招。

擔心忘記密碼怎麼辦

接下來，我將建議各位做一個實驗，刪掉許多app。如果各位和我一樣，可能會遲疑，原因不是刪app有什麼大不了，而是擔心萬一後來要重裝，可能找不到或記不住密碼。解決辦法就是去做所有網路安全專家已經建議我們好多年的事：使用密碼管理工具。密碼管理工具是一種儲存所有密碼的app（也可以提供難以破解的密碼）。替密碼管理工具設一個主密碼，接著當你想登入某個網站／app時，這個管理工具就會自動幫你執行。你的資料比較不容易被駭入，也可以隨時安心刪掉東西，不必害怕忘記密碼。

此外，告訴各位一個有趣的心理技巧：研究人員發現，我們用來形容一個新習慣的詞彙，深深影響著我們堅守那個習慣的可能性：說自己平日會「做」或「不做」某件事（把那個行為當成身分認同的一部分），效果遠勝過說自己「必須」或「不能」做某件事（譬如，說「我每週上五天健身房」，而不要說「我每週**得**上五天健身房」）。[72]

現在是實驗這個技巧的好機會。如今你是一個手機上沒有社群

媒體app的人，因此當你感到一股想打開或重新安裝app的衝動，別試著說自己「不能」或不被「允許」那麼做來抗拒，只要簡單說出目前的現實狀況就好：「我的手機不裝社群媒體app。」那樣一個簡單的差異，將帶來出人意料的效果。

噢，還有一件事，請努力把平日拿來使用社群媒體的時間，改成和自己在乎的人相處——在**下線**時相處。打電話給朋友，邀人去喝咖啡，辦一場派對（沒錯，你可以利用社群媒體邀請大家）。留意自己和親朋好友相處後的感覺，尤其要跟使用社群媒體後的感受比較一下。

「IG和臉書是兩個讓我忘了時間的app。我在手機上刪掉它們，只靠Safari登入。差別很大。」——雪凡

「我真的愛死這些app，但奇怪的是，刪了之後，我一點都不想念。」——凡妮莎

社群媒體與FOMO

要是刪除手機上的社群媒體app，大概會錯過一些PO文，但不要把你的「FOMO」（害怕錯過訊息），導向擔心要是減少使用社群媒體的時間，自己**可能**會錯過什麼。試著專心去想，要是花時間看社群媒體**一定**會失去的東西——你人生其餘的人事物。

換句話說，錯過只發生在手機上的事，大概是好事一樁（再說了，如果真是大事，你一定會從別的地方得知）。

如果擔心自己錯過經由社群媒體寄發的真實生活邀請，那就特地每天從桌上電腦登入帳號一、兩次。有的社群媒體app，可以選擇你想收到哪種類型的電子郵件通知，設好之後就不會錯過真正的邀請。

最後，少花一點時間在社群媒體上，還可以幫助你防止另一種類型的FOMO：當你比較自己的生活與別人的社群媒體動態時所產生的嫉妒感。當然，諷刺的是，多數人的動態並未呈現自己真正的生活，他們其實並未一整天都在滑雪／衝浪／和名模一起泡澡。此外，社群媒體追蹤人數龐大的網紅，許多是靠呈現光鮮亮麗的生活**拿到錢**。如果某個人的生活美好到不像真的，那就八成不是真的。

第 6 天（星期六）

回到（真實）人生

少用一點手機後，時間就會變多，但除非你知道自己**想要**如何運用重新到手的時間，否則你大概會感到焦慮，還可能有一點沮喪，此時很可能陷入原本的習慣。

因此，我們需要重新接觸「線下生活」中使我們快樂的人事物。

接下來先從找出幾個提示開始。想到什麼，就寫下什麼。

- 我一向喜歡：
- 我一直想要：
- 我小的時候幻想要：
- 如果有時間，我要：
- 讓我進入心流的活動包括：
- 我想多花一點時間陪伴的人：

「待在大自然裡，讓我很開心。在海裡或湖中游泳，我打從心底感到快樂。陪伴我愛的人也讓我感到幸福。」──丹妮爾

寫好之後，把答案列成接下來幾天不用手機時可以從事的幾項有趣活動。那些答案同時也是我們的實驗提醒，例如：在咖啡廳玩填字遊戲、來場一日遊、健行、報名上課、計畫遊戲之夜、參觀博物館、畫畫、寫短篇故事、和朋友出遊、煮有趣的菜。這個練習的目標是想一些點子，並事先計畫做好玩的事，這樣空出時間的時候，就比較不會伸手去拿手機。

「我發現自己真的很忙、壓力很大時，被太多事推著走，稍微可以喘口氣時，便沒有任何有趣的事情可做，於是我拿起手機，因為這是最不用動腦的選項。」──瓦萊麗

第 7 天（星期日）
與身體溝通

多數人在智慧型手機尚未進入生活前，原本就不是很擅長讓自己身心合一，而生活中每多加一種螢幕，情況只會雪上加霜，因此今天我們要來做一點**好玩的**運動，重新與身體對話。重點是記住，你不只是一顆接在身體上方的大腦而已。此外，有明確的證據顯示，增進血流的運動也能強化認知上的控制，[73] 例如：

- 散步（不要帶手機）。留意自己的呼吸，以及身體移動時的感受。
- 做瑜伽。
- 玩接球。
- 到公園和別人打球。
- 按摩（藉由讓別人接觸你的身體，感受自己的身體）。
- 玩需要蹦蹦跳跳的電玩。
- 如果你運動時通常會聽音樂，試著關掉音樂，改成聆聽自己的身體與呼吸（當你氣喘吁吁的聲音大到想要放棄運動時，再度打開音樂）。

練習一下：放下這本書，深吸一口氣，雙手緩緩高舉過頭。接著吐氣，把手收回來。留意這個動作帶來的感覺。

「我上了跳舞課。想起自己的身體除了走路和坐著之外，還能做點

其他的事。這感覺很奇妙，讓我想多走出腦袋（進入身體）一點。」

—— 伊麗莎白

事前準備：找出一個鬧鐘

接下來的分手階段，將請各位把手機趕出臥室。很多人會看過去就算了，不會真的去做。為什麼？因為你把手機當成鬧鐘。

不過請想一想：如果把手機當成鬧鐘，你醒來後，第一個碰觸的東西絕對會是手機，因此請花點時間，替接下來的放逐行動做好準備：找出或買一個不是手機的鬧鐘。

第二週

改變習慣

科技與奴役的差別，在於奴隸充分意識到自己不自由。[74]

——作家納西姆・尼可拉斯・塔雷伯（Nassim Nicholas Taleb）

　　查爾斯・杜希格（Charles Duhigg）在《為什麼我們這樣生活，那樣工作？》（*The Power of Habit*）這本精彩的著作中，把習慣定義為：「我們在某個時間點花腦筋做出某個選擇，接著就不再去想，每次都做一樣的事，通常還是天天做。」杜希格指出，每一個習慣都是由三個元素組成的迴路：

1. **提示**（亦稱為「觸發」）：某個「讓大腦進入自動駕駛模式、做某個行為」的情境或情緒。
2. **反應**：自動行為（也就是習慣）。
3. **獎勵**：「大腦喜歡會在未來幫助它記住這個『習慣迴圈』的

東西。」

　　舉例來說：有一天，你感到無聊，看見手機在桌上（情緒與實體提示），伸手拿手機（反應），注意力被轉移，得到娛樂（獎勵）。你的大腦認為手機可以趕跑無聊，不久之後，每當你有休息時間，就會伸手拿手機。

　　習慣有時可以幫上忙：當一個工作或決定變得自動化，就能空出大腦想別的事。想一想，如果你走路回家時，必須專心想每一步要怎麼踏，回家將有多困難。然而，習慣也可能是導致成癮的壞事，例如大腦將「飯後」與「來一根菸」連結在一起的時候。

　　不論是好習慣、壞習慣，還是不好不壞的習慣，都非常難戒。此外，習慣一旦變成癮頭，就可能在不知不覺中，被非常小的提示觸發。《PLoS ONE》二〇〇八年的一篇研究提到，[75]賓州大學成癮研究中心（Center for Studies of Addiction）的研究人員，請二十二位正在戒古柯鹼的受試者躺在大腦掃描儀內，給他們看與毒品相關的提示，如古柯鹼的吸食管與古柯鹼塊。那些影像就算僅出現三十三毫秒（大約是十分之一的眨眼時間），受試者大腦的獎勵中心就亮了起來，效果和吸毒用品在螢幕上出現較長、眼睛可察覺的時間相同。

　　真是壞消息。好消息是，雖然我們無法完全去除習慣，但我們可以改變習慣。最簡單的方法就是調整生活與環境，避開會觸發習

慣的事物，並且事先決定，萬一碰上已知會觸發我們的情境，要怎麼做。以上將是本週關注的重點。

「我感覺自己光靠意志力，應該就有辦法改變或戒掉習慣。然而從先前我和成癮搏鬥的經驗來看，光靠意志力是不行的。」——班

第 8 天（星期一）
向通知說「不」

還記得俄國心理學家伊凡・巴甫洛夫（Ivan Pavlov）那個著名的實驗嗎？他制約狗兒，讓狗一聽見鈴聲就流口水？巴甫洛夫的作法是每次餵狗時就搖鈴，（由於多巴胺的緣故）狗兒開始把「鈴聲」和「有東西吃」聯想在一起。巴甫洛夫最終讓狗兒每次聽見鈴聲，就因為期待而流口水。

我們開啟手機推播通知時，會發生一模一樣的事——每天出現在主畫面與鎖定畫面無數次的提醒。通知利用大腦天生會將「提示」與「獎勵」連結在一起的能力（以及我們對於不確定性的焦慮），養成我們查看手機的衝動。每次聽見或看見提醒，就知道有不可預期的新東西在等著我們，而人類天生就渴望那樣的事物。

我們除了難以抗拒通知，過了一段時間後，還會造成巴甫洛夫反應：每當我們**靠近**手機，就會進入期待／焦慮的狀態（因而分心）。研究顯示，光是桌上有手機，就足以對親密感、人際連結、對話品質造成負面效果，更別提需要專心的工作表現會變差。[76] 推

播通知甚至會帶來幻覺。[77]密西根大學二〇一七年的研究顯示，超過八成的大學生經歷過「幻振」（phantom vibrations）或幻聽，誤以為手機在振動或在響。

此外，通知也是企業攔截我們的注意力來獲利的有效方法。Localytics行銷分析平台在官方部落格的文章〈推播通知成長的那一年〉（The Year That Push Notifications Grew Up）中指出：「二〇一五年時，開啟推播通知的使用者，平均每個月打開app十四・七次，[78]未開啟者每月僅開啟五・四次。換句話說，選擇開啟推播通知的使用者，使用app的平均次數是未開啟者的三倍。」

總而言之，我們的手機每「叮」一聲、每振一次，都會觸發大腦的化學反應，使我們抽離原本在做的事，甚至使我們離開身邊的人，忍不住查看手機。因此獲利的人通常是第三者。推播通知使手機變成吃角子老虎，強化每一個我們試圖改變的習慣迴圈。推播通知很邪惡，一定得摧毀。

現在就做

到手機的通知設定頁面，**關掉所有通知**，只留來電通知。想要的話，也可留下通訊app與日曆的通知。

各位不必永久關掉通知的功能，但一開始一定要減到最少。為什麼？因為如此一來，你就會知道決定再度打開的通知，是自己真的想要的通知（通訊app使人分心，但可以選擇保留，因為它們代

表著與真人的即時溝通；日曆也可以留下來，各位就無法把忘記去看醫生怪到我頭上）。日後每當你安裝新的app，手機問你要不要開啟通知，按「不要」就好。

注意事項與小訣竅

- 有的人發現，關掉某些app的通知後，自己反而更常查看手機。如果各位也是這樣，可以重新開啟那些特定的app通知，不過我建議先等個一、兩天再說：想查看的欲望增加可能是戒斷症狀，忍一下就會過去。

- 通知不只以聲音與訊息的形式出現在鎖定螢幕上。那種告訴你有新訊息或有東西需要更新的小紅點／標識，也全部關掉。

- 所謂的「關掉所有通知」，也包括**關掉郵件通知**，包括通知有新信件的紅點與叮咚聲。我本身是電子郵件成癮者，我可以向各位保證，你絕不會忘了收信（最簡單的方法，就是直接關掉「擷取新資料」〔fetch-new-data〕，手機就會停止在背景收信）。

說到電子郵件，請花點時間進入社群媒體帳號的設定，選擇你要的電郵通知設定，只收你在乎的事情的通知，例如邀請（現在這個步驟得在電腦上操作，因為先前我要各位刪了app，抱歉！）。各

位**選擇**登入社群媒體時，還是有辦法看到所有的更新；這裡只是在預防自己一收信就一發不可收拾，又被社群媒體吸進去。

「把手機設成靜音和減少通知真是好事，我變得非常專心。」

—— 克麗絲朵

EMAIL 的專業小訣竅：VIP 的力量

各位不想關掉電子郵件通知，可能是因為不想錯過某些人士的來信，譬如上司。解決之道是設定 VIP 名單，接著告訴手機，你只想收到那些人的郵件通知。

第 9 天（星期二）
整理 App 可以帶來改變生活的神奇效果

先前在〈快醒醒〉的章節，我們提過手機上的個人化選項，多數是為了增加而非節省我們使用裝置的時間。因此接下來，要從為自己好的角度出發，設定我們的手機。首先，先決定哪些是我們真正希望留在手機上的app。

第一步是依據兩個標準來整理app：一、**偷走你的注意力**的可能性（使你欲罷不能）；二、**改善日常生活**的可能性（生活變得井井有條、帶來快樂／滿足感）。最後，（最多）只留六種app：

1. 工具

範例：地圖、照片、相機、密碼管理工具、共乘、恆溫器、防盜系統、銀行、天氣、音樂、打電話功能。

以上app可以改善我們的生活，又不會偷走我們的注意力，是**唯一**可以待在第一頁的app。

為什麼可以保留？因為它們以不誘惑人的方式提供實用的功能。協助我們完成特定任務，但又不會把我們吸入黑洞。

注意：電子郵件、遊戲、購物網站、社群媒體，全都可能變成黑洞，因此不要擺在第一頁。我也建議不要把新聞app擺在第一頁。至於網路瀏覽器，由你自己決定。

萬一app多到無法塞在同一頁，那就依據你**想要**多常使用，排出優先順序，剩下的放進同一頁的檔案夾裡。如果真的想把誘惑降到最少，就把**所有的**app都放進檔案夾中，讓圖示小到看不清楚。別忘了，沒人規定主畫面一定要擺滿app。

如何整理App

移動app的方法是按住一個app不動，接著拖曳至新的位置（如果要擺放在不同頁面，一直拉，拖過螢幕的邊界）。

新增檔案夾的方法是把一個app的圖示，移到另一個app的圖示上方，接著放開，手機會自動新增可重新命名的檔案夾。

2. 垃圾食物App

範例：社群媒體、新聞app、購物app、網路瀏覽器、通訊app、找房子app、遊戲、電子郵件。

這一類的app用起來樂趣十足，或是在有限範圍內有實用功能，但用了之後，就很難停下。雖然有時感覺可以改善生活，但也使你欲罷不能。

訣竅是判斷它們偷走注意力的程度，是否超過改善生活的程度。也或者正好反過來。如果弊大於利，那就刪掉（萬一猶豫不決，別忘了永遠都能重新安裝）。如果利大於弊，那就移到手機第二頁，藏進檔案夾。檔案夾最好改成提醒你三思而後「開」的名稱。電子郵件對多數人來講，也屬於垃圾食物app。

「我將約會app移到名為『啊啊啊啊啊』的子檔案夾。」——丹妮爾

決定不了？

有的app（包括多數社群媒體與約會app）介於「垃圾食物app」與接下來要介紹的「吃角子老虎app」之間。如果無法決定究竟屬於哪一種，那就刪掉幾天，看看感覺如何。

3. 吃角子老虎 App

範例：社群媒體 app、約會 app、購物 app、遊戲。

手機上每一個 app 都會觸發多巴胺，但吃角子老虎型的 app 最糟糕，不但不會改善生活，還會偷走注意力。

吃角子老虎／垃圾食物 app 的特徵包括：

- 你打開時感到期待。
- 一打開就停不下來。
- 用完後，感到失望、不滿足、厭惡自己。

吃角子老虎 app 糟透了，刪掉它們。

如何處理遊戲

如果感到遊戲已經造成問題，可以試一試以下策略。這個方法是一個遊戲愛好者告訴我的。首先，刪掉你的遊戲。接下來，每次想要玩，就重新安裝。玩好之後，再度刪掉，無限循環。注意：約會 app 也可以使用這個技巧，想瀏覽時再裝回去。

「手機上如果留著遊戲，太容易成為遊戲的奴隸。多數遊戲沒有終點，只會不斷推出愈來愈困難的新關卡，最好是享受一下就放手。」──達斯汀

4. 雜項

範例：我二○一二年裝了之後一直沒用過的 QR 掃描器。

雜項是指你從來不曾真正使用的 app。它們沒偷走你的注意力，但也沒改善你的生活。

各位怎麼處理這類 app，真實生活中的雜物大概也是那麼處理的。有的人馬上知道它們沒什麼用，輕鬆就刪掉。有的人藏在手機第三頁的檔案夾裡，接著就如同對待滿出來的衣櫥，視而不見。各位可以猜一猜我贊同哪種作法。

5. 功能 App

有的 app 具備某種實用功能，但改善日常生活的程度，尚未高到足以被視為完整的工具（例如「尋找 iPhone」〔Find iPhone〕這個 app 可以透過神祕的嗶嗶聲，和我的洗衣機溝通，告訴我洗衣機哪裡壞了）。請將此類的功能 app 收在第三頁的檔案夾內。

「奇妙的是，把 App Store 從我的第一頁移除是好事一樁。我真的很討厭一直看到有東西需要更新，彷彿是永遠做不完的待辦事項。」
——費莉西亞

6. 無法刪除的 App

有的 app 無法刪除，因為手機不許你刪——真是太過分的設定。但是各位可以把它們藏在第三頁的檔案夾裡，名字隨你挑。

檔案夾：一勞永逸

除了主畫面的幾個例外，請把app收進檔案夾，就算這樣一來螢幕空蕩蕩的也無所謂。使用檔案夾的目的，不只是為了整理而已（不過的確能滿足某種強迫症），而是防止自己手癢點開：如果把app收進檔案夾，圖示就會小到當你滑過頁面時，不會立刻知道哪個app在哪裡。

也就是說，你再也不會因為單單看到圖示，就忍不住打開某個app（亦即**反應**），而是主動知道自己**想要**打開。請養成利用搜尋功能來開啟app的習慣，而不是滑過所有的app，看到不相干的也被引誘而打開。這麼做也可以防止一個常見的習慣：很多人打開一個app，會跟著陷入個人的「app迴圈」，每次拿起手機，就不假思索把幾個app全部開過一遍。

灰階的力量 *

如果各位已經把app整理好，收進檔案夾，但**依舊**感到手機的誘惑力太大，可以試著把手機的螢幕顯示從彩色調成灰階（黑白），讓手機看起來像影印文件，帶來令人興趣缺缺的效果。

---

* 別把「灰階」（grayscale）和《權力遊戲》（*Game of Thrones*）的「灰鱗病」（greyscale）搞混了。灰鱗病是一種讓皮膚僵硬如石頭的病（不過話說回來，花太多時間使用手機，也可能出現這種副作用）。

手機駭客

如果app實在太多，整理起來感覺像是不可能的任務，那就打開手機設定，到「電池」那一頁，上頭會列出所有你最近開過的app，以及分別耗掉多少百分比的電量。這樣你就知道自己最常使用哪些app，從那裡下手。

下方工具列

多數人沒想過要調整下方工具列（menu bar）——它們被擺在螢幕最下方，感覺好像不能更動，但其實你可以隨意更換裡面的app。所以就來改一改吧。

如果各位尚未這麼做，請把電子郵件從下方工具列移除，拉到上方的內頁，最好放進檔案夾。你的下方工具列，如果還有其他會偷走注意力的app，如簡訊或網頁瀏覽器，也一併移走。

那一排就算是空的也無所謂。也可以把幾個你需要捷徑的工具app放進去，例如打電話功能，或是密碼管理工具，方便自己點選。

你的新手機

完成以上的個人化設定後，你的手機應該會整齊如貨櫃商店公司（Container Store）的型錄，帶來井然有序的好心情。

- **下方工具列**：雀屏中選的少數幾個app
- **螢幕第一頁**：工具
- **螢幕第二頁**：整理好的幾個垃圾食物app、電子郵件
- **螢幕第三頁**：功能app、刪不掉的app、雜項*
- **刪除**：吃角子老虎app，以及所有的垃圾食物app，還有只會吃掉時間、沒什麼功能，或是樂趣不多的app

「整理手機，讓手機不再那麼混亂，讓我心平氣和起來——眼睛看了舒服，也少了很多分心的事物。手機上只剩我『需要』的app後，我就比較少漫無目的地不斷滑手機。」——麥克

第 10 天（星期三）
換個地方幫手機充電

現在我們已經整理好手機，把誘惑降到最低，接下來還要整理線下環境。一開始，先從許多人最大的問題著手：臥室。

許多人抱怨自己早上第一件事就是看手機，睡前最後一件事也是看手機（有時還半夜爬起來看）。我們**當然**會這麼做，因為我們睡覺時，把手機擺在伸手就拿得到的地方。

戒掉這個習慣最簡單的方法，就是讓自己在床上難以拿到手機。很簡單，請替手機及其他可上網的行動裝置，在臥室以外的地

---

* 直接刪掉就好，都已經整理到這個地步了。

方設一個充電區，至少不要就擺在床邊充電（各位如果依舊沒有手機以外的鬧鐘，請立刻去找）。

設充電區的意思，並不是說即使你想也**不准**看手機及其他上網裝置，也不代表，萬一你半夜兩點獨自一人站在插座旁、瞇眼看著手機的小螢幕，你就是個失敗者。這裡的重點只是要把睡醒與睡前自動看手機的習慣，變成刻意選擇後才做的事。

來吧，找一個新的充電區。到家後（如果你現在就在家裡，那麼現在就做），拔下放在臥室的充電器，插到新的充電區。接下來，拔下房間裡所有的充電器，擺放到不同房間（萬一你住套房或宿舍，那就藏在抽屜裡）。你這個人，就是不在睡覺的房間裡幫手機充電，沒有商量的餘地。

- 要達到最佳效果的話，全家人一起來。所有的手機都放在同一個地方充電，這樣就很容易抓到作弊的人。讓孩子／室友／另一半／父母一起來的方法，就是準備一個罐子（你的「手機銀行」），被抓到作弊的人要罰錢。商量一下，你們要一起做哪些不會用到手機的有趣活動，例如一起外出吃晚餐。等手機銀行滿了，用罰金替那些體驗付帳。

- 如果有人不願意，告訴反對的人，你正在嘗試減少使用智慧型手機，好多陪陪自己愛的人，包括他們。

- 理想上，最好只在做出清醒決定要看手機時，才會看見自己的手機。一個方法是，坐在桌前或上課時，幫手機充電，接

著整個晚上都放在包包或外套口袋裡，直到出門才會再次看到手機。

- 萬一擔心手機放在其他房間會錯過重要來電，可以打開鈴聲（但一定要關掉其他app的通知，才不會響個不停）。這個作法等於將智慧型手機變成室內電話，但可以自由擺放在房子／公寓／房間的任何角落，就是不要一直放在手邊。

好了，現在告訴我，你的手機今晚會在哪過夜？

「我說要把手機擺在自己房間以外的地方，已經講了好幾年，現在終於做到，睡眠品質大幅提升。此外，我強迫自己停下來，不再過度擔憂需要回覆來回覆去的事（主要是簡訊和電子郵件）。我根本沒必要一看到訊息就立刻回。」──達斯汀

第 11 天（星期四）
邁向成功之路

我們已經移除會造成自動伸手拿手機的觸發物，現在要加進新的觸發物，讓自己更可能專心做想做的事，或是知道自己會享受的事。換句話說，我們要協助自己從負面目標（少用手機），轉換到正面目標，做到自己想做的事，養成讓自己更快樂、更健康的習慣。

舉例來說，如果想抗拒一邊開車、一邊打簡訊的衝動，第一步是讓自己開車時碰不到手機（避免觸發）。下一步是計畫不同的正

面選項，例如設定好自己喜歡的廣播電台，或是按下上路**前**就準備好要聽的播客（podcast）。某位前簡訊狂的作法是在儀表板上，貼上一張寫著「唱歌！」的便利貼。

其他方法包括：

- 如果想嘗試每天早上起床後冥想，可以事先決定要冥想多久、要專心冥想哪些事。選定冥想地點，盡量讓那個空間祥和，不受干擾。
- 如果想多讀點東西，選好一本自己感興趣的書或雜誌，放在床頭櫃、手提包或口袋。
- 若想多演奏一點音樂，把樂器從盒子裡拿出來，放在自己會看見的地方。
- 如果想減少把手機帶進臥室、睡前看一下安撫情緒的次數，那就讓臥室成為即使沒有手機，也是一個美好寧靜的地方。換上舒服的床單，掛上讓你情緒鎮定的照片，使用一點薰衣草產品。

花一點時間，找出幾個改變周遭環境的方法，讓自己更可能去做自己表示想做的事。想好之後，著手改造空間。

「我可以在睡前把運動服擺在臥室椅子上，這樣孩子出門後，就更可能立刻去跑步／散步。」──克莉絲汀娜

找出真正的獎勵

希望到了分手這個階段,各位已經察覺自身習慣背後的大腦獎勵——你伸手拿手機時,大腦真正想要的東西(如人際連結、新資訊、娛樂、趕跑無聊、逃避、遠離一下手邊的事)。

如果不確定自己是否找對真正的獎勵,對自己做點實驗。假設你感到自己伸手拿手機是為了來點小娛樂,可以試著以不同的方式休息,例如喝杯咖啡,或是和朋友、同事聊聊天。如果你真的因此就不想用手機,代表你成功找到了獎勵,也找到提供獎勵的不同方式。如果還是想用,測試一下其他假設。一旦找出獎勵,就有辦法想出其他可以做的事。不必抓手機,也有辦法達到相同效果。

第 12 天(星期五)
下載阻擋 App 的 App

我們通常把自己和手機的關係,想成全有或全無:如果我們允許自己使用某個app,我們擔心自己也會忍不住被手機上其他的app誘惑。

然而,事情不必是那樣。方法很簡單,下載app封鎖器就能解決這個問題:那種app可以封鎖使你上癮的網站與app,但你依然

可以使用手機的其他功能。

　　第一步是意識到這件事有多諷刺（並接受它）：你需要靠app來阻止自己使用app。第二步利用app封鎖工具，設定造成問題的網站與app「封鎖清單」，分門別類整理，例如我的清單包括「新聞」、「專心工作」、「忙碌夜晚」、「週末早上」。

　　接下來，每當你需要不受干擾的時間（或是想使用手機，但不必擔心被誘惑），就展開封鎖，指定你要開啟的封鎖清單（一至多個），設定時間（不確定市面上有哪些封鎖app的話，可以參考一七一頁的「建議資源」）。

　　有的app可以事先設定時間——這是絕佳的習慣改變法（如果想停止在睡前上社群媒體，睡前那段時間就封鎖社群媒體）。有的app阻擋工具還有額外功能：可以阻擋**跨裝置**的網站與app。也就是說封鎖手機後，也無法作弊，改在電腦上看。

　　如果你因為工作或學校的緣故，需要使用社群媒體app，app封鎖工具特別有用。此外，每當你發覺某個造成問題的app（例如沒有瀏覽器版本的約會app），但又沒辦法放下手機，這種封鎖工具也有用。如果你真的**沒那些app不行**，可以利用app封鎖器，事先設定時間，一天之中只有特定時刻才能登入。以我來說，我利用app封鎖器，避免自己新聞看個不停：一旦我瞭解到自己無法用手機上網站或app，查看的欲望就沒那麼強烈了（而且似乎也沒因此就跟不上時事）。

立下界線

好了，我們已經替自己設下一些數位界線，現在是做一些實體環境布置的時候了。

1. 設定「手機勿入區」

顧名思義，「手機勿入區」就是不准用手機的空間。沒得商量。「手機勿入區」好就好在免除當下還要做決定的必要，減少衝突：如果每個人都知道餐桌上不能用手機，就不必每天晚上都得找一個為什麼不能用的論點。

花點時間替自己設立幾個「手機勿入區」，可以的話，也請家人或室友配合。我建議從餐桌和臥室設起：吃飯時不准用手機，可以讓大家真正團聚。臥室不准用手機，可以改善睡眠品質。

「手機勿入區」的生效日應該是今晚，而且在三十天的實驗時間內都沒得商量。

「吃飯不准用手機！我也要叫我老公一起實行。我會拿起手機，往往是因為他在看手機。」——艾琳

2. 設定手機開機時間

各位也可以依據時段來設定「手機勿入區」，例如晚上六點後不准收信。不過，由於今天第十三天是週末，讓我們專注於白天的

時光。以下有兩點建議：

- 設定明天早上手機的開機時間。至少要等你自己起床一小時後再開機。
- 選擇可以讓你恢復精神或有趣的事，趁手機睡覺時做，像是讀本書、和寵物玩、煮一頓美好的早餐。

　　有兩種方法可以強制執行手機的起床時間。第一招是打開飛航模式（或直接關掉手機），放在你看不見的地方充電，直到喚醒時間。第二招是靠新的app阻擋器強制執行手機喚醒時間。當你想利用手機的某些功能、但想避開其他功能時，這個方法很實用。舉例來說，你想和其他人商量吃早餐的事，不想錯過電話或簡訊，或是你要去散步，希望使用拍照功能。方法很簡單，把會讓你欲罷不能的app與網站加進封鎖清單，取一個喜歡的名字（如「週末休息時間」），然後開始封鎖。如果你的app阻擋器提供這個選項，甚至可以事先設定在固定的時間重複阻擋──這是讓你再次享有週末早晨的好方法。

　　「我發現自己只要早上避免一睜開眼就看手機，接下來的一整天時間，都會和手機維持更好的關係。」──瓊安

第 14 天（星期日）
拒當低頭族

當低頭族的意思是為了**手機，無視於身邊的人事物**。你是否把手機帶上餐桌？那就是在當低頭族。跟別人講話講到一半看手機？你是低頭族。參加派對時發簡訊？低頭族。此類行為在今日十分常見，我們甚至不會注意到自己是低頭族，但我們是。

由於各位實行了前面的手機分手步驟，大概已經減少了低頭次數，但讓我們正式拒當低頭族：從現在起，直到分手實驗結束，請盡最大的努力避免低頭。從今天就開始，吃飯時手機不要帶上桌（如果已經把桌子設為「手機勿入區」，那你已經進度超前了）。

「看手機就跟挖鼻孔一樣：沒什麼不對，但不該強迫別人看著你做那件事。」──艾力克斯

低頭族基本原則

手機應該增加人際互動，而不是減少人際互動。

- 允許拿出手機的時刻：身邊的人都同意此時手機可以增進互動，例如給朋友看你出去玩的照片。

- 不該拿出手機的時刻：藉著滑手機迴避人際互動，例如你覺得對話內容很無聊，所以開始傳簡訊給別人。

如何處理別人的手機

低頭問題很棘手的一個原因是，你自己不低頭之後，就愈容易發現身邊的人看手機而不看你。

和朋友、同事、同學吃飯尤其麻煩，就算你收起自己的手機，他們大概還是把自己的手機擺在桌上。

朋友到家中作客時，可以請大家把手機擺在門邊的籃子裡。一開始，客人會覺得你這個人有夠怪，但聚會結束時，他們會考慮自己也採用這個作法。

外出時，你可以把手機放在桌子以外的地方，得到同桌的人允許後，才能看手機。這相當於另一種版本的「你介意我接個電話嗎？」；朋友大概會疑惑地看著你，彷彿你剛剛問他可不可以呼吸。此時，你可以逮住機會解釋，你徵求大家的同意，是因為你不希望為了手機而冷落他們。這不僅是個有趣的話題，下次同伴想拿出手機，也會隱約感到不好意思。

一開始，你會覺得這麼做非常刻意（因為最初的確是），可是一旦養成不將手機帶上桌的習慣，詢問別人是否介意自己使用手機，將是真心怕不禮貌。

如果是跟好友在一起，你們可以把這件事變成一項有趣的儀式。例如聊到想上網確認的事情時，我和幾個朋友通常會脫口說出：「請求使用手機？」／「請求獲准。」確認大家都達到共識後，沒有人會感到被冷落。

「如果你和朋友出去吃飯，每個人都忙著看手機，請拍下他們用手機的樣子，當場傳給他們，寫上：『我想念你們！』」——奈特

如果你是家長、主管、老師

如果你是負責發號施令的人，就比較好管理別人的手機。剛才提過，把餐桌設成「手機勿入區」可以減少低頭現象。你有這個權力的話，也可以禁止大家在開會或上課時使用手機。

如果你判斷不可能讓孩子／同事／學生一下子禁用手機，可以在吃飯、上課、開會的中間，提供一分鐘的「科技開放時間」，允許大家查看手機。以上是心理學家羅森提議的辦法。羅森是科技與行為教授，他的著作《科技精神失調症》（iDisorder），談的是手機讓我們出現「注意力不足過動症」與「強迫症」等心理問題的症狀。

立規矩的麻煩之處，在於**我們自己**也得遵守。不要當個糟糕的爸媽，要孩子吃飯不准看手機，自己的手機卻擺在手邊。

如果你是孩子，而爸媽低頭看手機不理你

叫爸媽停止！父母是天底下**最不肯**承認自己手機成癮的人，但是對孩子造成不良影響，也特別令他們良心不安。你可以直接抗議（「請不要為了手機冷落我」），或是採取較激進的作法（「我希望你們明白，我們全家人在一起的時候，你在手機上多花的一分鐘，將使我以後多接受一分鐘的心理治療」）。

身旁有人時，接到電話和簡訊怎麼辦

第一步：考慮**不接不回**（最糟會怎樣？我們都把自己看得太過重要了）。如果你和別人在一起時，決定仍要接電話或是回簡訊，那就離開現場，就算人在家裡也一樣。到別的地方接，比較沒那麼不禮貌，也會讓你比較懶得接。這樣你就不會吃飯吃到一半接電話，或是在桌子底下打起簡訊。

緊急狀況的聯絡方式

如果擔心手機不放在桌上會錯過緊急電話，可以設定成「勿擾模式」，只讓特定聯絡人的來電響起。各位可以花點工夫設定不同的聯絡群組（為了某種原因，通常得在電腦上設定），或是把你要設定的人放進「常用聯絡資訊」名單。然後把手機設為「勿擾模式」，開啟「允許的來電」中的「常用聯絡資訊」。

此外，「勿擾模式」有一個功能是，如果同一人在三分鐘內又打來（理論上，急著找到你的人會一直打，尤其你事先告知會開啟「勿擾模式」時），可以選取是否要接聽。

第三週

重新掌控
自己的大腦

不論是工作專案、家庭作業，或是看電視等簡單
的活動，人們持續專注於一份資訊的能力嚴重弱
化，我們認為現代科技是罪魁禍首。[79]
——亞當・格札利與賴瑞・羅森，《分心》

　　本書的前半部〈快醒醒〉提過，一天使用數小時手機，對我們
的專注時間、記憶力、創意、壓力程度與整體的人生體驗，在在造
成不良的影響。

　　現在我們要化解那些負面效應。

　　本週的許多練習源自於正念。先前我們留意自己使用手機的時
間與原因，以及手機帶來的感受，已經是開始練習正念。不過現在
我們要更進一步，探索如何運用更正式的正念練習，重新訓練大

腦，增強自己集中注意力的時間。

第 15 天（星期一）
停下、呼吸、活在當下

「停下、呼吸、活在當下」（stop, breathe, and be）是我從賓州大學「賓州正念計畫」（Penn Program for Mindfulness）主持人麥可・班姆（Michael Baime）那兒學到的正念練習。各位伸手拿手機前，可以用這個方法提醒自己收手。每當感到焦慮不安，也可以用這個方法穩住自己。

顧名思義，「停下、呼吸、活在當下」就是停下正在做的事，緩緩地深呼吸，注意自己當下在體驗的事物細節。方法有很多種，例如注意身體的感官感覺、檢視想法與情緒、注意周遭環境等。

「停下、呼吸、活在當下」的重點是在「衝動」與「行動」之間製造減速丘，給自己調整方向的時間，決定真心想去的地方。如果用這個方法來阻止自己不假思索就伸手拿手機，還可以配合本書第九十七頁第四天練習的 WWW（「為了什麼、為什麼是現在、還可以做什麼」）。

今天的練習是至少做兩輪的「停下、呼吸、活在當下」——現在就開始做第一輪。

「我的身體很緊繃，尤其是胸口。給自己一秒鐘呼吸，沒關係的。」——艾蜜莉

「我的蘭花開花了，我到現在才發現。」——達拉

第 16 天（星期二）
練習暫停

今天，我們要開始練習一件很簡單也很難的事：靜下來。我們一般覺得「靜止不動」（stillness）跟「無聊」（boredom）是同義詞，英文也的確常常用這兩個詞彙，形容同一種心理狀態。然而，「無聊」代表被困住，「靜心」則提供享受寧靜的機會。佩瑪・丘卓在《當生命陷落時》（*When Things Fall Apart: Heart Advice for Difficult Times*）一書中提到：「如果我們立刻靠說話、做事、想事情自娛，從未有過停頓的時刻，那我們永遠無法放鬆，永遠在急忙走過生命。」[80]

此外，靜心也能給大腦必要的空間，激發創意，想出新點子。下面，我們來實驗一下，刻意讓時間靜止。

首先，找出自己固定在什麼情況下，會為了打發一點時間，伸手拿手機（所謂的「一點時間」，可能是十秒，也可能是十分鐘），例如搭電梯、等著過馬路、搭計程車、上廁所、吃午飯。

接下來，選擇二到三個那樣的情境（最好是知道今天會碰到的情境），要自己趁機練習靜下來。明天，再選幾個情境做同樣的事。從今天起，一直到我們走完分手歷程，試著把來一點靜心當成每天的固定練習。

靜下來的方法有很多，比如盯著天花板、留心身旁的人、品嚐口中的食物、看向窗外天空。做什麼都可以，只要不伸手拿讓自己分心的東西就好。

一開始，你會感到有點身心不安，就像大腦用力敲著平時通常開啟的門，卻發現門鎖著，以至於驚惶失措。然而幾分鐘後，甚至是幾秒鐘後，大腦就會累了，不再大力敲門，反倒開始觀察自己身處的房間。誰知道呢？說不定大腦會慢慢喜歡待在那裡。

「我注意到自己在回家途中，為了打發時間就想拿手機，因為還要坐九站車，我不大耐煩。不過我制止自己，沒伸手去拿包包裡的手機，而是坐在原地，什麼事都不做。那真的感覺很舒服，讓我在一天結束後放鬆下來，因為不必在辦公室回電話／電子郵件之後，連坐地鐵也要用手機回信，到家時覺得自己還在工作。」──潔寧

<h1>第 17 天（星期三）
練習掌控專注時間</h1>

好了，我們已經開始刻意練習靜下來，下一步是重新鍛鍊我們的注意力肌肉，找回無視干擾的能力。所有的技能都一樣，勤能補拙，你愈練習專注，就愈能維持專注。

今天我們要實驗一些非正式的方法，把培養專注力的練習納入一天的生活。一個方法是每天挪出一段時間，例如走路上班上學時，刻意讓自己專注在某件事情上。你可以想著公私生活中正在進

行的計畫或問題，或是強化某些心智技能，譬如在腦中算二位數乘法（還沒嘗試前，不要說不可能）。嗯，這個練習的概念是藉著**專心**，來訓練專心的能力。

也可以試一試其他非正式的練習，像是「沐浴在音樂之中」：讓自己呈現舒服的姿勢，閉上眼睛，以最專注的方式聽一段喜歡的音樂，試著辨認每一種樂器。你可以寫日記，上瑜伽課，寄一封手寫信給朋友、親人或導師。

也可以更簡單一點：把手機關掉，閱讀紙本。沉浸在書本的世界，除了是非常令人放鬆與恢復元氣的體驗，剛好也是強化專注力、促進深度創意思考的心智練習。

為什麼？因為找出符號的意義時，大腦需要專注於符號，同一時間還得忽視周遭所有的事物。固定閱讀一段時間之後，腦部負責推理、處理視覺訊號，甚至是與記憶有關的區域，將出現實質的變化。[81]

換句話說，學習閱讀不僅讓我們能夠存取資訊，還會使我們的思考方式出現真正的變化，重新組織神經迴路，帶來創意、解決問題的方法及深刻的見解，同時增加維持注意力的能力。許多學者甚至認為，書寫語的發展是文明發展不可或缺的環節。瑪莉安·沃夫（Maryanne Wolf）探討閱讀的精彩著作《普魯斯特與烏賊》（*Proust and the Squid*）指出：「已經學會為了閱讀而自我重整的大腦，比較容易產生新的想法。」[82]

在剩下一起努力的時間，請至少把一種培養專注能力的練習納入日常生活中——現在就開始。

「我在等某間店開門時，坐在車內聽全國公共廣播電台（NPR）播放的故事，真的專心聽，感覺很棒。就坐著，什麼都不做，只是聽故事。」——珍妮

見微知著

我最喜歡的練習是練習一次只做一件事：選一種家事，如摺衣服或切洋蔥，然後全心全意做那件事。想不到的是，改變做這類小事的方法，將影響你如何處理人生其他領域。有一句話說：「你做小事的態度，就是你做每一件事的態度。」下次刷牙時，想想那句話。

第 18 天（星期四）
冥想

前文提過，專注除了得選擇該關注什麼事，還得無視於其他所有的事，而無視很費力氣，人腦又天生傾向於分散注意力。如同神經科學家格札利所言，「不去關注是一種主動出力的過程」[83]，需要前額葉皮質執行由上而下的控制，壓抑大腦特定區域的活動，讓關注的對象突出。我們愈能無視，就愈能專心，而無視於干擾，亦有

益於工作記憶與長期記憶。[84]

今天我們將實驗鍛鍊注意力的正式練習，也就是所謂的「正念冥想」（mindfulness meditation）。那是世俗版的佛教冥想，已經證實能減輕焦慮，增加認知控制，讓人容易進入心流。[85]

正念冥想的作法是選擇專注於當下的體驗，例如你的呼吸、外在聲響、身體感知，甚至是來來去去的思緒。接著維持專注一段時間，不要批判自己，也不要試圖改變任何事。

麻州大學醫學院正念中心（Center for Mindfulness）創始人強・卡巴－金（Jon Kabat-Zinn）稱之為「無為的狀態」（state of non-doing）——各位要是覺得聽起來很簡單，相信我，一點都不簡單。就連專注力未受手機影響的人士，都會發現自己幾乎不可能專注於某件事而心思不跑掉。那種現象完全正常，人類的心智天生就是那樣。我一位冥想老師的口頭禪是：「你的心智會遊蕩，是因為你有心智。」

祕訣是，念頭跑來跑去時不要抗拒，一旦注意到自己神遊了，輕輕拉回來，不要批評自己。練習時，大概得重複這個過程好幾次，甚至每幾秒鐘就得把注意力拉回來，端看你多快注意到自己走神。這沒關係，能注意到自己在神遊，就代表你做對了。

各位如果最近大量使用手機，大概會感到這類型的練習特別困難，但愈難就愈重要，而愈練習就愈會進步。

今天要請各位實驗一段短短的正念冥想。方法有兩種：一種會

用上手機，一種不用。

　　如果不想用手機，那就設定時器。閉上眼睛，試著訓練自己完全專注於呼吸五分鐘。心思跑掉時（這一定會發生），把注意力重新放在呼吸上，一遍又一遍（可以利用念珠或佛珠，每呼吸二到三次，撥一顆珠子）。

　　另一種方法是利用網路或手機，聆聽引導式的冥想。沒錯，我知道這個建議很諷刺，但就如同我們先前實驗的app封鎖工具，你的手機在這種情況可以派上大用場。網路上有許多優秀的冥想引導與冥想app，大都是免費的（請參考一七一頁的「建議資源」）。

　　如果擔心在冥想的前、中、後，不小心掉進手機黑洞，冥想時可以利用app封鎖器擋掉其他app。各位也可以把冥想app擺在重新整理好的主畫面中明顯的位置，減少誘惑，增加持續練習的機率。

　　請任選一個方法，試著做五到十分鐘的冥想。如果喜歡這個體驗，可以實驗一下，每天都做一次短短的冥想，持之以恆，在與手機分手的尾聲，你已經累積了兩星期的功力。

　　「我已經展開固定的冥想練習，發現自己能專注的時間緩慢但穩定地增加，而力不從心與事情做不完的感覺減少。這一切真是太神奇了！──凡妮莎

第 19 天（星期五）
替暫時分離做好準備

好消息！整個分手過程幾乎要走完了。但是我們在抵達和手機和解的最後階段前，還有一件事要做：二十四小時的「嘗試分居」。各位應該已經選好黃道吉日，君子一言，駟馬難追，就放下你的手機吧。

今天的目標是做好準備。以下幾個方法不但可以讓暫時分開變得容易，還可以帶來最大的成效。

知道為什麼要分開一陣子

我們一直在談要和智慧型手機分開一下，不過我大力推薦所有能上網的螢幕裝置**統統不要用**，包括平板電腦、智慧型手錶、筆電、桌電。Alexa等語音裝置則由各位自己決定，還有電視及電影也一樣，不過我自己是建議避開所有螢幕。這是一場震撼實驗。

告訴身邊的人你在做什麼

告知父母、朋友、室友、主管，以及任何接下來二十四小時可能聯絡你的人（昭告天下可以協助你準備，還讓你說到就得做到！）。

請大家一起來

理想上，全家人應該一起二十四小時不碰手機。找朋友一起來實行，也會很有趣。

擬定計畫

原本通常與手機共度的時間，請另定計畫，做自己享受的事（以及共度時光的人選，需要靈感的話，可以回頭看第一〇四頁第六天寫好的答案）。

事先印好資料

如果會開車到陌生的地點，事先把交通資訊印出來或是寫下來（沒錯，在這二十四小時期間，不能靠手機導航）。別忘了，你有嘴巴，可以問路。

準備便條紙或筆記本

寫下嘗試與手機分離的時間結束後，你想用手機做或查詢的事（你大概會發現，等再度打開手機時，你已經不在乎那些事了）。

設定手機的語音留言

如果覺得有必要，可以更改語音信箱的設定，向來電者解釋你在做什麼。

列出聯絡清單

如果家裡有市話座機，可以記下你可能想打的電話號碼。這場實驗不限制撥打室內電話，打電話讓你與人有互動。

利用電話轉接服務

說到家裡的電話，各位可以把智慧型手機的來電，轉接到座機上。辦法要看各家電信公司的規定，所以先在網上查好資料（固網的資訊，以及萬一家裡沒電話，可以參考一五七頁與一七四頁的辦法）。

設定人不在辦公室的回覆

如果不回信讓你壓力很大，可以設定電子郵件自動回覆（通常稱為「自動傳送假期通知回覆」〔vacation reply〕），解釋自己的狀況。

設定自動簡訊回覆

如果擔心錯過簡訊，設定簡訊自動回覆（參考一七一頁的「建議資源」）。任何時候有人發簡訊給你，對方會收到你不會看簡訊的自動回覆（也可以提供其他能聯絡上你的方式）。我大力推薦簡訊的自動回覆功能，使用之後，跟手機分離變得容易**許多**。每次都會有朋友問我如何設定。

第 20 天與第 21 天（週末）
嘗試與手機分開

你可以在這個週末的任何二十四小時期間，嘗試和手機分居。確認你已經做好萬全準備。時間到了之後，關掉手機，以及所有你決定要分離的裝置，藏在看不見的地方。不要開啟飛航模式，而是真正地關機。

各位可以簡單來一點開場儀式，我喜歡在星期五的晚餐開始和手機分居：我和家人點起蠟燭，手疊在一起，開動前緩緩吸三口氣，進入不同的心境，讓剩下的週末有個美好的開頭。

接下來會發生什麼事

有的人發現，暫時與手機分居其實沒有想像中困難，但依然可能感到坐立難安，因為我們的手機除了有眾多實用功能，還讓我們不必面對自己的情緒。

如果你感到焦躁、不耐煩、充滿各種人生的不安感，不必訝異。你正在排毒。如果發生這種事，可以選擇忍受不舒服的感覺——即便過程不愉快，那也是很好的練習。另一種作法則是把多出來的時間，拿來做事先想好的活動（對了，我嚇了一大跳，我居然想不起來自己喜歡做什麼。不過後來我安心了一點，因為許多做過這個實驗的人也想不太起來）。

此外，提醒大家一件事：你可能很難專心做你聲稱想做的事，

即便只是讀一篇雜誌文章。這種時候，可以把挫折當成刺激自己的動力，做我們一直在實驗的專注力培養練習。

「我以為會很困難，但我只是簡單坐在沙發上，告訴自己：『試試看吧』。我關掉手機，不曾回頭。」──黛博

沒手機該如何自處

在嘗試與手機分離的期間，可以利用多出來的時間（會是大量時間），做任何你想做的事。接下來是幾點建議。

碰上緊急事件怎麼辦

如果碰上緊急事件，當然應該用手機！不要讓手機接在附近的充電器，自己卻躺在血泊裡，想點燃烽火叫救護車。此外，假使不帶手機出門讓你不安，記住萬一發生什麼事，**旁邊每個人都有手機**。

▌讓自己有機會碰上意外發現

當你口袋裡裝著能上網的手機時，不可能有什麼意外的發現，因為你總是會得到正確的答案──透過交叉分析多個網站的數百則心得才能得到的答案。即使相關評論可能是和你完全沒有共通點的

陌生人寫的，也沒關係。網路上的話你信，身邊的人給的建議你反而存疑。心理學家，也是《只想買條牛仔褲：選擇的弔詭》(*The Paradox of Choice*) 的作者貝瑞‧史瓦茲 (Barry Schwartz) 稱這種做功課的方式為「極大化」(maximizing)，也就竭盡所能做出最佳選擇。[86] 除了很累人，還會使我們失去無意間發現驚喜的美好感受。*

與手機分居可以讓意外發現重新進入你的生命。到不熟悉的街區走一走，上你一直很好奇的餐廳，看一看地方報紙列出的晚間活動，做點新鮮事。不論最後做了什麼，大概會比死盯著手機還值得回憶。

「下午時分，我在不熟悉的城市裡大約散步了三小時，沒把行程排得滿滿滿，只是四處閒逛。我感到身心平衡，不慌不忙，那是一段美好的時光。」──蘿倫

▎來場邂逅 [87]

我的意思不是建議大家跑去外遇。「邂逅」是指帶來人際連結感的短暫互動，對象通常是陌生人，像是和服務生開心講幾句話，在運動酒吧和大家一起歡呼，或是搭飛機時總是免不了、與鄰座的尷尬交談。我們不把這類型的互動放在心上，但它們其實深深影響

---

* 怕各位誤以為我開悟了，其實我和先生不管是除塵刷，還是選垃圾袋，事無大小都猛做功課。

著我們自覺與整體社會「連結」的程度。當我們低頭查看手機、沒注意身邊的人的時間愈多，就愈少碰上這種類型的邂逅。因此，與手機試行分居期間，盡量讓自己經歷一次偶遇，留意那對心情造成的影響。

▎ 和真實生活中的人一起做點有趣的事

這點應該不需要我多做解釋。

「人們說手機和社群媒體增加了人與人之間的連結。然而，我們使用手機時，實際上是孤單一人。」──丹妮爾

第四週
（與剩下的日子）

你與手機的
新關係

在這個世上，我們很容易照著這個世界說的話走；
獨自一人時，不必費太大力氣就能依照自己的意
思過活；然而真正有智慧的人，大隱隱於市。[88]
——美國思想家愛默生（Ralph Waldo Emer-
son），〈自立〉（Self-Reliance）

恭喜你！分手最困難的部分已經過去了。

現在你更清楚自己如何使用手機，你**想**如何使用手機，你希望
把注意力擺在何方。本週的目標是強化相關的改變。如果做對了，
我們將以分手始，以**突破**終。

第 22 天（星期一）
嘗試與手機分開

與手機和解的第一步是反省嘗試分居的經驗，從中學習。

首先是幾個沒有標準答案的問題，包括「看／想／感覺／好奇」（See/Think/Feel/Wonder）。請把這些問題當作提示，寫下心得，或是當成聊天話題，和先前一起走過手機分居過程的親朋好友討論一下：

- 你在這次與手機分開的二十四小時期間，觀察到自己哪些事？你出現哪些行為與情緒？（也就是你**看見**什麼？）

「我發現自己與他人的互動增加。因為不能看手機，跑去找身邊的人，和他們講話。有一次，我需要休息一下，便坐在長凳上，冥想幾分鐘，沒伸手拿手機。我在那二十四小時期間感到身心平衡。」──班

- 你得到的觀察使你有什麼**想法**？回顧這次的經歷，你想到了什麼？

「我想到自己一直逃避去完整感受事情。」──克麗絲朵

- 現在你已經完成與手機分離的嘗試。手機本身，以及你和手機之間的關係，帶給你什麼**感覺**？

「遠離手機一段時間，讓我感到一天之中的某些時刻，其實不需要手機。」──凱蒂

「我感到比以前更感激生活中有手機。現在我會為了明確的目的使用手機，用起來也更開心。」——貝絲

- 現在你已經完成分居的嘗試，深入觀察自己與手機之間的關係，你**好奇**什麼事？想問什麼問題？想多知道些什麼？想進一步深入研究哪些事？

「我好奇要是回去使用摺疊機，會發生什麼事。我櫃子抽屜裡有一堆舊型摺疊機。不如插入SIM卡，用個一星期看看？」——姍蒂

完成看／想／感覺／好奇的問題之後，再想一想以下的問題：
- 最困難的部分是什麼？

「只要幾小時不碰手機，我就會感到寂寞，幾乎到了沮喪的程度。我人和朋友在一起，但他們一整天都在看手機，那種時刻很難熬。」——丹妮爾

- 最棒的部分是什麼？

「最棒的部分是我發現自己並未完全上癮。幾乎就像另一半出遠門，你卻發現：『噢，我還是完整的個人。通常由另一半包辦的那些事，我仍然知道該怎麼做，也知道該如何打發時間。』這就像再度碰觸到自己；發現自己還在時，鬆了一口氣。」——凡妮莎

- 發生什麼出乎意料的事？

「我回到社群媒體後（不太好的是，我很期待），發現沒什麼有趣的事。我什麼都沒錯過。」——雪凡

- 你學到哪些正式分手後可以運用的事？

「我需要更常『把手機擺在該擺的位置』。」——潔西卡

第 23 天（星期二）
手機齋戒

如同研究證實「間歇性禁食」（intermittent fasting）對身體好，我們的情緒與腦力健康，也需要定期短暫地禁用手機，我稱之為「手機齋戒」（phast, phone fast）。想必各位也知道，不斷黏著手機會讓大腦疲憊，大腦需要定期遠離一下手機，才能恢復元氣。其他可能成癮的行為也一樣，一定要偶爾中斷一下，證明自己尚未成癮。

「手機齋戒」的方法有很多，不一定需要二十四小時不碰手機。你可以星期五上床睡覺時關掉手機，星期六醒來幾小時後才「叫醒」手機，利用沒有手機的早晨，做一點有益健康的事。你可以每個週末選擇一項不帶手機的活動，例如遠足。也可以請別人（另一半或孩子）暫時幫你更改密碼，強迫自己遠離一下社群媒體。

不論你怎麼做，記得重點不是懲罰自己，而是讓自己身心舒暢。換句話說，不要問自己：「我哪一個時間可以強迫自己暫時不

用手機？」改問自己：「我什麼時間**想要**暫時不用手機？」

好了之後，請找出今天要遠離手機或完全關機的時段，半小時到一小時就夠了。選一個聽起來還不錯的時段，如遛狗、午休、晚餐時間。接著開始實驗「手機齋戒」，直到分手結束為止。有了固定齋戒，一天中的其他時段就愈不容易被手機誘惑。

「我和太太出門吃晚餐時，把手機留在家裡，感覺很不錯！我散步或出去晃一晃時，也不帶手機。我太太也一樣，所以我們有辦法交心。」──克里斯多

第 24 天（星期三）
處理各式邀請

改變自己與手機的關係最難的地方，在於你得不斷拒絕大腦提出的邀請。例如：

「噢，嗨，你醒了。想不想看一眼手機，看看你睡覺時，有沒有人傳訊息給你？」

「看來你要去冥想了，要不要先看一眼社群媒體再開始？」

「這場約會真無聊。我們去廁所，在廁所寄個簡訊吧。」

我們前面已經做了很多練習，試著處理大腦發出的手機邀請，還事先決定好自己**想要**如何利用時間、注意力要擺在哪裡，而不要被手機牽著鼻子走。如同前面我們實驗過的許多事，各位曉得這是源自正念練習，在生活中其他領域也相當實用。我們今天要擴大使

用範圍：試著留意大腦送出的各種邀請（有的與手機有關，有的無關），接著想清楚自己要如何回應。

舉例來說，如果有人超車，不要立刻比下流的手勢和罵髒話，暫停一下。「停下、呼吸、活在當下」，留意大腦邀請你做什麼，想想其他選項，決定自己真心想做的事。

「我伸手拿手機時，停下來問自己：『為什麼要拿手機？』大多數時候，我發現自己拿手機只是出於習慣，想輕鬆一下。於是我放下手機不去看，感覺很棒。」——貝絲

第 25 天（星期四）
整理數位生活的其他層面

今天我們要接著整理數位生活的其他層面。我們已經討論過簡訊、約會與遊戲、app封鎖器、密碼管理工具，接下來要看的是⋯⋯

電子郵件

你信箱裡有太多信件，而且大都不重要。

1. 取消訂閱！下週花點時間，把自己從不想收到的信件名單中移除。如果聽起來太麻煩，在網路上搜尋「自動取消電子郵件訂閱的app」，裝好那種app。
2. 擺脫收件匣的箝制。儘管你養成各種既定觀念，你其實不必立刻回覆收件匣的每一封信，甚至不需要在收到時就打開來

看。方法有幾種，包括設定app封鎖工具，限制自己只能在一天中的特定時刻收信，或是依據使用的瀏覽器類型與電子郵件用戶端（如Chrome與Gmail），安裝外掛程式，控制自己看收信匣的次數與時間。我在寫這本書時，就是利用此類外掛程式保持專心，效果很好。

3. 善用郵件中的子資料匣。新增「需要回應」的檔案夾，放進真正需要回覆的信件（甚至可以按照重要性排序）。如此一來，**真的**看信時，就不會覺得被整個收件匣給淹沒。

4. 設定廣告郵件帳號。換句話說，幫自己開一個購物專用的新電子信箱。這樣就能避免讓主要收件匣出現垃圾郵件，但仍能得知特價消息。

5. 設定不想錯過的VIP人士電子郵件清單（詳情請見一一二頁），其他人的來信一律不理會。開玩笑，但也是說真的。

6. 為了避免度假回來後收件匣爆掉，開一個新的電子郵件帳號「〔你的名字〕_重要」。接著設定自動回覆，說明自己在休假，不會收信。即使返回工作崗位，也不會讀休假期間收到的信。告訴大家，如果需要立即的協助，可以找某某人。對方如果**真的**希望在你收假後和你談話，可以把信寄到剛才設的「重要」電子郵件信箱，你回來後會回覆。各位會訝異，真的這麼做的人非常少（這一招的靈感來自德國公司戴姆勒〔Daimler〕，戴姆勒自動刪除員工度假時收到的信件，並提

供需要立即協助時的聯絡人）。

社群媒體

理想上，你的手機現在已經沒有社群媒體app。儘管如此，還是花點時間整理帳號。取消追蹤你不在乎的人，或是貼文令你不舒服的人。依據每個人在你的生活中扮演的角色（朋友、家人、同事、普通熟人）來設定名單，分享自己的假期照片時，指定哪些群組看得到。如果你的社群媒體是工作用，可以考慮設立工作專用的帳號。在自我介紹欄上說明自己會多常登入。如果你尚未這麼做，探索一下社群媒體帳號中密密麻麻的設定，裡頭有更多大多數人不知道的選項。

開車

利用自動偵測駕駛模式，讓車速超過某個上限後，就無法使用手機（在網路上搜尋「駕駛模式」〔drive mode〕，加上你的手機型號／電信業者名稱）。

連結帳號

今日有許多網站讓你透過社群媒體帳號登入（比如用臉書身分登入Spotify），不要使用這個選項！如果已經連結，花點時間取消（例如建立不使用臉書帳號的播放清單）。

「有一些事你知道應該做，但永遠找不到時間做。現在終於做了，壓力大幅減輕，事情回歸正軌，實在教我訝異。」——艾德溫

第 26 天（星期五）
留心想看手機的時刻

有一個好方法可以阻止自己看手機：你注意到自己心癢想查看某樣東西時，如電子郵件、社群媒體、簡訊、新聞，問自己一個簡單的問題：看了之後，最好的結果是什麼？你能收到最棒的電子郵件是什麼？最棒的新聞是什麼？最棒的通知是什麼？你可以體驗到什麼最美好的情緒？

接著問問自己：那件事真的發生的可能性有多高？

我就先說了：機率微乎其微。我可以跟各位打賭，要是你現在看手機，你不會收到獵人頭提供你夢幻工作的信、讓你開心的新聞，也不會有不知哪裡冒出來的性感陌生人邀你吃晚餐。

比較可能的結果是，你會看見令你沮喪或壓力大的東西。一旦瞭解最好的結果發生機率有多低，就比較容易阻止自己查看手機。

「我愈是想讓自己心情好而看手機，就感覺愈糟。」——大衛

看到別人在看手機，提醒自己別看

各位愈是留意自己的手機使用習慣，就會發現其他人看手機的頻率有多密集。人們在過繁忙的十字路口時，眼睛緊盯著手機。家庭外出用餐時，整頓飯每個人都靜靜盯著手中的裝置。地鐵裡是一張張被熟悉藍光照亮的臉。

選一個你試圖培養的習慣，看看能否把「看到別人在看手機」變成提示。

> 「我看見電梯裡的人在看手機，也會想看自己的。但是現在我看到身旁的人開始摸口袋，我就會把它當成要自己深呼吸的提示，問自己當下想把注意力擺在哪裡，果然答案通常不是我的手機。」——彼得

第 27 天（星期六）
數位安息日生活小祕方

許多人最初心中七上八下，最後卻發現離開手機二十四小時好處多多，決定把試行分居變成固定的「數位安息日」。不一定要每個週末都來一遍，甚至一個月一次，也會有好結果，不再隨時產生把手伸向手機的衝動。此外，不一定需要捨棄**所有的**裝置不用，或是完全關掉。重點永遠是按照自己的情況隨機應變。

如果各位對這個概念感興趣，可以利用這個週末再次實驗不用手機（如果選擇不那麼做，也可以強化其他正在培養的習慣）。以下是幾個讓自己更容易過「數位安息日」的方法。

分別使用不同的裝置

智慧型手機最大的優點，也是最糟的缺點：它們是多功能的。上床前，你拿出手機聽播客，最後多花一小時看新聞。解決辦法是購買不同的裝置。各位現在大概已經擁有非手機的鬧鐘。看個人習慣而定，你可能也想買一台非手機的電子書閱讀器、音樂播放器，甚至數位相機。或者，你也可以……

讓手機成為「家裡的電話」

買了新手機後，與其丟掉或回收舊手機，可以留著，變成只能當工具使用的「家中電話」：刪除所有app（包括網路瀏覽器！），只留相機、音樂、計時器、計算機，以及其他純工具的功能，例如恆溫器與防盜系統的控制器，讓手機從誘惑變身成為遙控器。只要有無線網路，就不需要額外申請手機服務方案。

沒有舊手機？可以上eBay買二手的。此外，iPod可以上網，也能提供相同的功能，訣竅在於只安裝極少數的app。

利用手機的暫停模式

更常將手機設為飛航模式或勿擾模式。這是另一種「減速丘」，可以阻止自己漫無目的地不停滑手機。說到勿擾模式……

個人化的勿擾設定

事先設定你想接到哪些人的電話。這樣就能暫別手機，又不必擔心錯過緊急電話。

事先下載地圖

各位是否知道可以下載常用的地圖，就算離線也能使用？如果完全不碰手機，那麼這招沒用，但如果想少用一點手機**又**不想迷路，可以考慮這個選項。

裝設室內電話

你絕對可以掏錢申請手機以外的電話服務。或者你喜歡裝室內電話這個點子，但不想多付錢，可以使用網路電話（專有名詞是VoIP，這是**網際協議通話技術**〔voice over internet protocol〕的縮寫），輕鬆遠離手機，又不必擔心錯過重要來電：關掉手機前先更改設定，把所有來電轉接到室內電話。

另一個選項剛才已經提過，可以養成把手機留在家裡的習慣，封鎖所有的app，只留電話功能，打開鈴聲。這樣等於把智慧型手

機變成家用電話，確保自己遠離手機時，不會錯過重要來電。

降級成「智障型手機」

沒錯，這是很極端的作法，但有何不可？行不通的話，永遠可以回到智慧型手機。

不怕做實驗

沒人規定要如何建立健康的手機關係。實驗不同點子，採行適合自己的習慣。

第 28 天（星期日）
高效人士的七個手機習慣

各位已經耗費許多心力，替健康的手機關係打好基礎。然而，堅守新關係不是容易的事。智慧型手機等無線行動裝置，不但沒有退流行的跡象，每回推出新機種，還讓人更愛不釋手。

為了堅守我們的目標，一定得擬定計畫。以下是你如何與手機及其他無線行動裝置互動的七個習慣，寫下符合自身情形的答案（不必訝異相關效應還可能影響人生其他的領域）。

1. 我健康地使用手機

我們針對日常作法所做的改變（例如不把手機帶進臥室），許

多都**有可能**成為習慣，但由於尚未成為自動自發的行為，很可能一下子又回到原本的作法。

為了養成真正的習慣，我們必須讓新行為成為第二天性，不需要思考就自動去做。最好的方法，就是事先決定碰到特定情境要如何處理。一旦碰到，不必多想就能遵守健康的新習慣。

舉例來說：

- 你把手機放在哪裡充電？
- 晚上幾點把手機收起來？
- 早上什麼時候第一次看手機？（某個時間或某個情境，如「進辦公室後才看手機」。週間與週末的答案可以不同。）
- 工作時，手機擺在哪裡？
- 在家時，手機擺在哪裡？
- 吃飯時，手機擺在哪裡？
- 你去哪些地方會帶手機？
- 你用手機做哪些事？（例如找路等實用目的、打電話與寄簡訊等社交目的、聽播客等教育與娛樂目的。）
- 你決定在什麼情況下**不用**手機？搭電梯？排隊？感到無聊或無話可說時？
- 哪些app是豐富或簡化生活的工具？
- 你自知哪些app很危險／最可能一用就停不下來？這一題的答案可能特別實用，縮小需要擔心的範圍。如果你知道手機

上有特別容易偷走注意力的三個app，使用時就能提高警覺。在手機上做其他事時則不必太擔心（也可以乾脆刪掉那三個app。我只是小小提個建議）。

- 你因為上一題的答案封鎖了哪些app／網站？何時封鎖？

2. 我是個有禮貌的人，我知道何時該展現禮貌

你處於以下情境時，把手機放在哪裡？你如何與手機互動？

- 和別人相處時？
- 看電影或電視節目時？
- 吃飯時？
- 開車時？
- 上課、聽演講、開會時？

此外，也可以想一想你和別人在一起時，你希望**其他人**如何與他們的手機互動，以及你要如何要求他們那麼做（詳細的建議，請見一二八頁）。

「吃飯：手機擺在完全看不見的地方。

開車：收起來。絕無例外。

上課與演講：收起來，靜音，尊重同學與老師。」──道格

3. 我讓自己暫停一下

這句話有兩層意思。首先，每當不小心又回到舊習慣，一定要

把自己暫停。每個人都會有不小心故態復萌的時候，與其浪費時間自責，不如快點回歸正軌。

第二，各位可以讓自己在一天之中的特定時刻，允許自己腦袋放空滑手機（換句話說，利用手機休息）。從長遠的角度來看，給自己沒有罪惡感且固定的手機使用時間，更能堅持住整體目標，避免因為忍太久，反而一用就一發不可收拾。

此外，由於手機會影響我們的專注時間，各位在訓練專注能力時，可能**需要**設定固定的手機使用時間。慢慢來，一開始專注十分鐘，就允許自己用手機一分鐘，接著漸漸增加專注的時間。

如果擔心讓自己自由使用手機半小時，一下子就會變成兩小時，那麼事先用app封鎖器來設定時間。

寫下你打算如何給自己自由使用手機的時間，以及定在什麼時候。

「我真的很期待兩個孩子都上床後，自己能拿著手機癱在沙發上的時光。不要失控就好。」──克麗絲汀

重點不是做到完美

現在是提醒各位的時刻。如果你已經走完整趟分手之旅，但你和手機的關係依舊不完美，別擔心：本來就不會完美。從某個

角度來講，不論是我們與手機的關係，還是實體裝置本身，我們的手機提醒我們，生活中的每一件事都不斷在變化，不免起起伏伏。有時我們感到美好，有時感到不美好。沒關係的。只要培養出自我覺察的能力，就是走對路了。

「並不是我做出這些改變後，一天就突然多出二十四小時，讓我有時間當完美的母親、配偶，好好運動，變成世界文豪，但少了可以點選的分心事物後，我有信心自己能好好利用有限的時間。」──凡妮莎

4. 我可以實行手機齋戒

目前為止，我們已經大量實驗暫時和手機分開的方法，現在該寫下我們想怎麼做。你齋戒的方法與時間是什麼？

「我旅遊時，抵達目的地後堅持不用手機。換句話說，如果這個週末要露營，我會使用手機抵達營地，但是一抵達就關掉手機，直到再度上路才打開。」──達斯汀

5. 我有自己的生活

如果不事先找出不用手機就能打發時間的方法（甚至是**享受樂趣**），我們很容易就掉進原本的習慣。請花點時間，寫下哪些活動

與手機無關，但可以帶給你快樂或滿足感，以及你打算如何定時從事那些活動。例如：

- 我喜歡彈吉他，所以我要繼續上吉他課，每個週末挪出時間練習。
- 我喜歡和親朋好友保持聯絡，所以每當我有二十到三十分鐘的空檔，就會打電話給朋友或家人。

「我想要每個月舉辦一次『手機掰掰』晚餐聚會，和所有朋友在晚餐開始時把手機放進桶子裡，散會時再拿。」——丹妮爾

6. 我會練習暫停

你認為「靜下來」為什麼是重要的練習？有一分鐘的空檔時，你會做什麼？半小時呢？數小時呢？

「當我在地鐵月台等車，想讓自己別那麼不耐煩時，我會喝口水，深呼吸。」——蘿倫

7. 我會鍛鍊注意力

為了彌補使用手機無數個小時所造成的傷害，我們需要重新強化專注力，定期做各種身心練習，避免大腦退化。請找出幾種你願意養成習慣的注意力練習，或是已經在做、也願意維持下去的練習。

「我早上會持續做十五分鐘的冥想練習，一週三次。」——約翰
「我要努力一次只做一件事。」——茱莉亞

第 29 天（星期一）
持之以恆

我們的分手之旅還剩兩天；明天過後，各位就要靠自己了。要讓新關係保持在正軌，最有效的方法就是安排時間，定期確認進度。

請拿出日曆（就算是手機上的行事曆也沒關係），定下每個月的進度提醒。你可以問自己：

- 你和手機的關係，哪些部分進展良好？
- 你希望改變關係的哪些部分？可以從哪件事著手？
- 你目前正在做或是可以做些什麼來強化專注力？
- 接下來三十天的計畫是什麼？
- 你計畫如何和親友共度快樂的時光？
- 你是否重新安裝先前刪除的app，讓手機回到臥室，還打開了通知？是的話，你感覺那是正確決定嗎？（請不帶批判地回答。）
- 你希望把注意力放在生活中的哪些事？

「我刪掉app後，沒有重新安裝。手機依舊睡廚房，而且我絕對沒有重新開啟通知。我的感覺很好，生活變得很不一樣了。」──黛拉

第 30 天（星期二）
恭喜！

你成功了。你正式和手機分手，重新展開一段全新的關係──

希望新關係會讓你開心。

你做了各種努力，現在清楚知道手機如何讓人生更美好。你察覺手機讓你心情不佳的原因與時間點，改變舊習慣，養成新習慣，也因此手機從對你發號施令變成工具。你加入了一個人數愈來愈眾多的自助團體，從手機身上奪回人生。

簡而言之，你送了自己一份大禮。那就是為什麼最後的分手練習，是請大家向自己致上敬意。瞭解「世上沒有關係是完美的」之後，寫一封信給自己，說出你在走過本書的分手過程時，對自己感到自豪的地方。你產生什麼樣的變化？你對於自己完成的事有什麼感受？

萬一沒靈感，可以寫下幾件事：

- 我以前覺得我的手機……現在我認為……
- 我學到……
- 我很高興知道……
- 我很自豪能夠……

寫好之後，比較一下你在一開始分手時寫給自己的話，恭喜自己幹得好。

「我現在比較能夠靜靜坐一下，只是一下子而已，讓自己暫停。昨天晚上，我和先生坐在屋頂上賞鳥。我發現生活就是不自覺地往前衝。我當下的本能是起身煮晚餐，但是停下來時，那股衝力也慢了下來。」──嘉倫

「還記得三十天前，你很害怕放棄對手機的掌控嗎？我想你學到寶貴的一刻。事實上，是手機掌控著你。你因為放棄掌控手機，得到了更多回憶。你因為在家人身邊時放下手機，學到刻意挪出時間與所愛之人多多相處，會有多美好。你在晚上放下手機，早上第一件事也不再是看手機，結果不曾錯過任何隔天早上會讓事業成功／失敗的工作郵件。你在附近街區散步時，把手機留在家中，你因此發現的事物，比過去四年還多，包括散步時發現的好餐廳，而不是花好幾小時在 Yelp 網站上搜尋美食。你看電影時收起手機，因此你得努力靠自己回想哪個演員是誰、他還演過哪部電影，不會錯過劇情，也不會讓希望你專心看電影的未婚夫不高興。或許你依然覺得大腦不時需要滑手機，那也沒什麼不好，只不過或許看了五段製作餅乾糖霜的影片就該停下來，而不是看二十五段。你現在懂得適可而止，那真是太棒了。」

——潔寧

結 語

自從我決定和手機分手後，已經過了兩年多。我訝異那個決定持續豐富了我的日常生活。

今日，我幾乎不管走到哪，依然會帶著手機，用來拍照、聽音樂、導航、安排事情、與他人保持聯絡，沒錯，還有偶爾放縱自己漫無目的地滑一下。我珍惜我的手機，感謝手機提供的眾多功能。

然而，我依舊保持警戒。我做過的研究告訴我，手機成癮不是一件小事；手機嚴重影響我們的人際關係與大腦（尤其是年輕孩子），以及我們與世界互動的方式。手機的設計是會讓我們成癮的，而到目前為止，就我們所知，手機集體成癮的後果看起來不妙。看一看四周就知道，手機正在改變身而為人的體驗。

我們需要開啟對話，不論是個人的對話，還是社會的對話，探討我們希望與各種裝置擁有什麼樣的關係。此外，我們必須要求科技公司停止監視我們並「駭進我們的大腦」。科技公司說自己的任務是為善，理應說到做到。

我和先生現在每當有機會，仍然會過數位安息日，但我發現自己不必一下子戒斷，也能控制手機的使用時間。我就像從前抽菸、

今日卻討厭抽菸的戒菸者一樣，把「花時間用手機」和「心情低落」聯想在一起，因此會盡量少碰。

戒手機之後，我不但重新養成專注的能力，還發現減少看螢幕的時間（增加「線下活動」的時間）是讓自己愉快的簡單方法。此外，我還學到，如同曝光過度會毀掉照片，花太多時間用手機會讓生活中的體驗失色。我愈是把注意力放在周遭的真實世界，世界便再度鮮明起來。

人生在世的時間比我們以為的少，但也沒那麼苦短。把花在螢幕上的時間收回來，人生的可能性就會大增。或許你**的確**有時間上那堂課、看那本書、吃那頓飯。或許**可以**多陪陪朋友，**有辦法**踏上那場旅程。關鍵是不斷問自己同一個問題，並且一問再問：這是你的人生──你想把注意力放在什麼事情上？

謝 辭

感謝我在WME公司的經紀人傑・曼德爾（Jay Mandel），以及我在十倍速（Ten Speed）出版的編輯麗莎・魏斯摩蘭（Lisa Westmoreland），他們和我一樣相信大家都有能力與裝置建立更健康的關係。此外，我要大力感謝我的「白老鼠」們：很感謝你們參與了這場實驗，還分享心得。你們的真知灼見一定會改變人們的生活，希望大家繼續保持聯絡。

謝謝WME超級能幹的「國外經紀人」潔寧・卡莫（Janine Kamouh）與全球讀者分享我的提案，也要感謝支持與手機分手的全球所有編輯（特別感謝英國團隊的點子與設計，以及珊卓・伍特斯〔Sandra Wouters〕的熱情投入），還要感謝我的宣傳與試算表大師丹尼爾・魏奇（Daniel Wikey）、製作經理丹・邁爾斯（Dan Myers）和海瑟・波特（Heather Porter）、設計師麗茲・艾倫（Lizzie Allen），他們把螢幕上的一堆字，變成人們真的會放下手機閱讀的東西。

感謝各位家人堅定不移的支持；謝謝瑪麗蓮・法蘭克（Marilyn Frank）、葛倫・伯恩（Galen Born）、費麗西亞・卡維澤（Felicia

Caviezel）、克利斯蒂・亞什萬登（Christie Aschwanden）、卡爾・畢亞里克（Carl Bialik）的智慧與鼓勵；感謝凡內莎・葛瑞格里（Vanessa Gregory）與喬許・貝瑞金（Josh Berezin）的編輯功力。最後要特別感謝彼得（Peter）與克拉拉，我想把注意力擺在你們身上。

建 議 資 源

科技日新月異，等本書出版時，可能又有更好的選擇了。進一步的資源與點子，請見網站：howtobreakupwithyourphone.com。

追蹤手機使用情況的 App

我目前最喜歡的相關 app 是 Moment（iPhone）與（OFFTIME）（Android）。（有的追蹤 app 必須允許 app 追蹤你的所在地；背後沒有可怕的陰謀，只是要讓 app 知道你正在使用手機而已。）也可以考慮使用 RescueTime，追蹤自己在各個網站花了多少時間。

App 封鎖工具

我目前最喜歡使用的相關 app 是 Freedom（蘋果與 Windows 產品）與（OFFTIME）（Android）。Freedom 可以封鎖跨裝置的 app 與網站，因為可以事先設定每天重複的封鎖時間，值得掏錢購買付費版本。

與「冥想」相關的App、網站、書籍

我最喜歡的初學者冥想app是Headspace。Headspace的免費版提供一系列的十分鐘冥想引導，協助人們定期練習，輕易就能實驗各種冥想，看看自己是否感興趣。此外，Insight Timer與The Mindfulness App也不錯。

網路上也找得到冥想指導，我建議初學者搜尋「Free Guided Meditation UCLA」（UCLA大學的免費冥想引導），先做五分鐘的「breathing meditation」（呼吸冥想）。此外，加州大學洛杉磯分校還提供正念減壓（MBSR）的網路課程。

各位如果想把新增強的專注度，運用在閱讀正念方面的書籍，可以參考強‧卡巴－金的經典作品《正念療癒力》（*Full Catastrophe Living: Using the Wisdom of Your Body and Mind to Face Stress, Pain, and Illness*, Random House, 2013）。

如果想讀簡單一點、短一點的文章，可以參考我的正念引導日誌，名字就叫《正念：日誌》（*Mindfulness: A Journal*, Clarkson Potter, 2016），旨在揭開正念的神祕面紗，協助人們找出適合自己的練習。

如果需要科技方面的實用建議，我推薦大衛‧李維的《正念科技》，以及南希‧科利爾（Nancy Collier）的《關機的力量》（*The Power of Off: The Mindful Way to Stay Sane in a Virtual World*, Sounds True, 2016）。

孩子與手機

我大力推薦維多利亞‧鄧可莉（Victoria Dunckley）的《關掉螢幕，孩子大腦重開機》（*Reset Your Child's Brain: A Four-Week Plan to End Meltdowns, Raise Grades, and Boost Social Skills by Reversing the Effects of Electronic Screen Time*, New World Library, 2015），以及尼可拉斯‧卡德拉斯（Nicholas Kardaras）的《發光的孩子》（*Glow Kids: How Screen Addiction Is Hijacking Our Kids—and How to Break the Trance*, St. Martin's Griffin, 2016）。

「常識媒體」（Common Sense Media, commonsensemedia.org）這個非營利組織的宗旨是協助家庭與各式媒體建立健康的關係，提供大量實用的文章、評論與祕訣。

美國小兒科學會（American Academy of Pediatrics）也設定了兒童螢幕時間守則，最新建議包括：十八個月以下的孩童不該接觸螢幕（視訊除外），五歲以下孩童每日觀看的節目（高品質）應少於一小時，六歲以上孩童也應該限制時間。美國小兒科學會也提供工具，協助家庭設定「媒體方案」（media plan），詳情請見http://HealthyChildren.org/MediaUsePlan。

各位若是希望追蹤孩子的所在位置（以及打電話給他們），但不希望他們攜帶智慧型手機（無限制地上網），可以在網路上搜尋「GPS定位手錶」（GPS tracking watches），例如美國威訊電信（Verizon）提供的GizmoPal。

如何設定自動回覆的簡訊

蘋果自 iOS 11 的作業系統起，提供自動回覆簡訊的「開車勿擾」（Do Not Disturb While Driving）選項。嚴格來講是為了防止開車時打簡訊，但不想用手機的時候，隨時都能開啟該模式。

就 Android 使用者而言，目前最佳的解決方案是下載第三方 app，如（OFFTIME ）或 SMS Auto Reply Text Message，或是特定電信公司的 app，如威訊的 Message+。

沒有室內電話怎麼辦

使用網路電話（專有名詞是 VoIP，這是**網際協議通話技術**的縮寫）。我和先生買了一台 Ooma，覺得還不錯。

如何設定社群媒體的發文時間

HootSuite 可以預先設定發文時間，還能一次發布在多個平台，製造發文頻率很高的感覺，但其實你並沒有時時掛在網上。

不需沒完沒了地回覆電子郵件也能約時間

使用 Doodle 或 Calendly。Doodle 是群組投票網站，你可以向一大群人提議幾個特定的日期與時間，接著請大家回應自己什麼時候有空，畫面會出現紅色或綠色 X，最後挑綠色最多的那個時間。

Calendly 讓你排出自己有空參加會議與訪談等活動的個人行事

曆，不必和其他人反覆商量時間，只需要引導他們到你的Calendly
網頁，請他們選擇有空的時間。

萬一被電子郵件控制生活怎麼辦

　　除了一五一頁「整理數位生活的其他層面」提供的建議，以及
一五二頁的休假訣竅，還有其他辦法。

　　Gmail與Outlook可以使用擴充軟體「Boomerang」（回力鏢），
預先設定寄信時間，還可以設定「稍後重新提醒一次」的時間。此
外，Boomerang還有一個好用的「收件匣暫停」（Inbox Pause）功能，
可以選擇新信件的顯示時間，不必每次有信進來都被提醒。

　　我最喜歡的Gmail／Chrome軟體是會隱藏數字的「Inbox When
Ready」，不告訴你有多少信在等著你看，還把收件匣藏起來，只有
指定要看時才會顯示（讓你可以專心寫新信或搜尋舊信，不會因為
收件匣分心）。此外，還可以設定每天看收件匣的時間上限，規定
自己只能看多少分鐘的信。

如何不必換手機，也能降級成「智障型手機」

　　使用Light Phone等轉接裝置。Light Phone大小和信用卡差不
多，唯一的功能是打電話與接電話。不需要放棄你的智慧型手機，
也不需要另外申請門號。你希望不帶智慧型手機出門時（或是想暫
停使用一段時間），只需要把來電轉接過去就可以了。

如何分享點子、經驗與推薦文字

各位可以透過howtobreakupwithyourphone.com網站上的現成表
單寄信給我,期待收到大家的來信。

詞彙解釋

手機幻覺（cellucination，名詞）：請見「幻振」（Phantom vibration）。

數位排毒（digital detox，名詞）：暫時停用裝置。

數位安息日（digital Sabbath，名詞，亦稱「手機安息日」〔Phone Sabbath〕）：不使用裝置一整天；這可不是搖滾樂團「黑色安息日」（Black Sabbath），勿混為一談。

FOMO（fear of missing out，名詞）：害怕錯過。

JOMO（joy of missing out，名詞）：開心錯過。

迴圈（loop，動詞）：每次一拿起手機，就漫無目的地把相同的app開過一遍。

無手機恐懼症（nomophobia，名詞）：害怕身邊沒手機。

手機勿入區（No-Phone Zone，名詞）：規定不能使用手機的區域。

通知幻覺（notifauxcation，名詞）：通知版的幻振。

幻振（phantom vibration，名詞）：想像出來的振動或鈴聲。

手機遁逃（phone out，動詞）：利用手機逃避當下（手機版的「走神」）。

手機齋戒（phast，名詞）：「phone fast」（手機齋戒）的英文縮寫；
　　暫時停用裝置。

手機失禮（phone pas，名詞）：數位版的「失禮」（faux pas）。

低頭族（phub，動詞）：一直看自己的手機而冷落他人。

簡訊犯（text offender，名詞）：用沒禮貌或危險的方式發簡訊而
　　得罪人的人。

無線行動裝置（WMD，名詞）：原文 wireless mobile device 的縮寫
　　剛好和「大規模殺傷性武器」（weapon of mass destruction）一
　　樣，是研究人員用來開玩笑的詞彙。

註 釋

1. 〈智慧型手機強迫症測驗〉：請見「網路科技成癮中心」網站：virtual-addiction.com/smartphone-compulsion-test.

2. 一天查看手機四十七次左右：Deloitte, *2016 Global Mobile Consumer Survey: US Edition; The market-creating power of mobile* (2016): 4, www2.deloitte.com/us/en/pages/technology-media-and-telecommunications/articles/global-mobile-consumer-survey-us-edition.html.

3. 超過四小時：Hacker Noon, "How Much Time Do People Spend on Their Mobile Phones in 2017?" May 9, 2017, hackernoon.com/how-much-time-do-people-spend-on-their-mobile-phones-in-2017-e5f90a0b10a6.

4. 近八成：Deloitte, *2016 Global Mobile Consumer Survey*, 4.

5. 一半的人：同前，19。

6. 「重複施力傷害」：Deepak Sharan et al., "Musculoskeletal Disorders of the Upper Extremities Due to Extensive Usage of Hand-Held Devices," *Annals of Occupational and Environmental Medicine* 26 (August 2014), doi.org/10.1186/s40557-014-0022-3.

7. 醒著的所有時刻：Frank Newport, "Most U.S. Smartphone Owners Check Phone at Least Hourly," *Gallup*, Economy, July 9, 2015, www.gallup.com/poll/184046/smartphone-owners-check-phone-least-hourly.aspx?utm_source=Economy&utm_medium=newsfeed&utm_campaign=tiles.

8. 「我無法想像」：Lydia Saad, "Nearly Half of Smartphone Users Can't Imagine Life Without It," *Gallup*, Economy, July 13, 2015, www.gallup.com/poll/184085/

nearly-half-smartphone-users-imagine-life-without.aspx.

9. 一邊做愛：Harris Interactive, *2013 Mobile Consumer Habits Study* (2013): 4–5, pages.jumio.com/rs/jumio/images/Jumio%20-%20Mobile%20Consumer%20 Habits%20Study-2.pdf.

10. 《美國壓力》：American Psychological Association, *Stress in America: Coping with Change*, 10th ed., Stress in America Survey, February 23, 2017, www.apa. org/news/press/releases/stress/2017/technology-social-media.PDF.

11. 重度使用智慧型手機：Jose De-Sola Gutiérrez et al., "Cell-Phone Addiction: A Review," *Frontiers in Psychiatry* 7 (October 2016), www.ncbi.nlm.nih.gov/pmc/ articles/PMC5076301.

12. 「並非言過其實」：Jean M. Twenge, "Have Smartphones Destroyed a Generation?" *The Atlantic*, August 3, 2017, Technology, www.theatlantic.com/ amp/article/534198.

13. 原本心智健康：Adam Gazzaley and Larry D. Rosen, *The Distracted Mind: Ancient Brains in a High-Tech World* (Cambridge: MIT Press, 2016), 152–57, and Larry D. Rosen, *iDisorder: Understanding Our Obsession with Technology and Overcoming Its Hold on Us* (New York: St. Martin's Griffin, 2012).

14. 革命性產品：Steve Jobs, "Keynote Address," Macworld 2007, January 9, 2007, Moscone Convention Center, San Francisco, transcript, accessed August 13, 2017, thenextweb.com/apple/2015/09/09/genius-annotated-with-genius.

15. 每當你打開：Mark Anthony Green, "Aziz Ansari on Quitting the Internet, Loneliness, and Season 3 of *Master of None*," *GQ*, August 2, 2017, www. gq.com/story/aziz-ansari-gq-style-cover-story.

16. 「一九七〇年代的電話」：*60 Minutes*, season 49, episode 29, "What Is 'Brain Hacking'? Tech Insiders on Why You Should Care," produced by Guy Campanile and Andrew Bast, reported by Anderson Cooper, aired June 11, 2017, on CBS, www.cbsnews.com/news/what-is-brain-hacking-tech-insiders-on-why- you-should-care.

17. 「他們還沒用過」：Nick Bilton, "Steve Jobs Was a Low-Tech Parent," *Disruptions, New York Times*, September 11, 2014, www.nytimes. com/2014/09/11/fashion/steve-jobs-apple-was-a-low-tech-parent.html.

18. 比爾・蓋茲：Emily Retter, "Billionaire tech mogul Bill Gates reveals he banned his children from mobile phones until they turned 14," *Mirror*, April 21, 2017, Technology, www.mirror.co.uk/tech/billionaire-tech-mogul-bill-gates-10265298.

19. 對行為成癮：二〇一四年時，《精神疾病診斷與統計手冊》(*Diagnostic and Statistical Manual of Mental Disorders, DSM-5*) 正式將嗜賭症 (gambling disorder) 納入可歸為成癮的失調症名單，那是第一次非物質相關的失調症與行為成癮被如此分類。

20. 諾曼・杜伊奇解釋：Norman Doidge, *The Brain That Changes Itself: Stories of Personal Triumph from the Frontiers of Brain Science* (New York: Penguin Books, 2007), 106.

21. 二〇一五年加拿大微軟的〈消費者洞察〉報告：Microsoft Canada, *Attention Spans*, Consumer Insights (spring 2015), www.scribd.com/document/317442018/microsoft-attention-spans-research-report-pd.

22. 如同時間一長，毒品就愈難戒：Adam Alter, *Irresistible: The Rise of Addictive Technology and the Business of Getting Us Hooked* (New York: Penguin Press, 2017), 67.

23. App Store 最初拒絕：*60 Minutes*, "What Is 'Brain Hacking'?"

24. 史上不曾像現在這樣：Bianca Bosker, "The Binge Breaker: Tristan Harris believes Silicon Valley is addicting us to our phones. He's determined to make it stop," *The Atlantic*, November 2016, Technology, www.theatlantic.com/magazine/archive/2016/11/the-binge-breaker/501122.

25. 「是在玩吃角子老虎」：Tristan Harris, "How Technology Is Hijacking Your Mind—from a Magician and Google Design Ethicist," *Thrive Global*, May 18, 2016, journal.thriveglobal.com/how-technology-hijacks-peoples-minds-from-a-magician-and-google-s-design-ethicist-56d62ef5edf3.

26. 賴瑞・羅森表示：Rosen, *iDisorder.*

27. 奧特在《欲罷不能》一書中形容臉書上的「讚」按鈕：Alter, *Irresistible*, 127–28.

28. 憂鬱：Gazzaley and Rosen, *The Distracted Mind*, 154–56.

29. 至少一次的訴訟：Christopher Coble, "Is Apple Liable for Distracted Driving Accidents?" *FindLaw* (blog), October 21, 2016, blogs.findlaw.com/injured/2016/10/is-apple-liable-for-distracted-driving-accidents.html. 亦請見 Matt Richtel, "Phone Makers Could Cut Off Drivers. So Why Don't They?" *New York Times*, September 24, 2016, Technology, www.nytimes.com/2016/09/25/technology/phone-makers-could-cut-off-drivers-so-why-dont-they.html.

30. 「我們愈留心自己得到的選項」：Harris, "How Technology Is Hijacking Your Mind."

31. 分成兩段的實驗：Timothy D. Wilson et al., "Just Think: The Challenges of the Disengaged Mind," *Science* 345, no. 6192 (July 4, 2014), Social Psychology, wjh-www.harvard.edu/~dtg/WILSON%20ET%20AL%202014.pdf.

32. 臉書實際上是監視企業：John Lanchester, "You Are the Product," *London Review of Books* 39, no. 16 (August 17, 2017): 3–10, www.lrb.co.uk/v39/n16/john-lanchester/you-are-the-product.

33. 蘭姆齊・布朗：*60 Minutes*, "What Is 'Brain Hacking'?"

34. 戰利品：Tim Wu, *The Attention Merchants: The Epic Scramble to Get Inside Our Heads* (New York: Vintage Books, 2016).

35. 「注意力經濟的貨幣」：同前。

36. 三百一十億美元：Evan LePage, "All the Social Media Advertising Stats You Need to Know," *Social* (blog), Hootsuite, November 29, 2016, blog.hootsuite.com/social-media-advertising-stats; and "U.S. Social Media Marketing–Statistics & Facts," Statista, The Statistics Portal, www.statista.com/topics/1538/social-media-marketing.

37. 三萬九千七百五十七年：Nick Bilton, "Reclaiming Our (Real) Lives from

Social Media," Disruptions, *New York Times*, July 16, 2014, www.nytimes. com/2014/07/17/fashion/reclaiming-our-real-lives-from-social-media. html?mcubz=1.

38. 安裝取消臉書計數功能："Facebook Demetricator," Benjamin Grosser, bengrosser.com/projects/facebook-demetricator.

39. 二〇一七年：Holly B. Shakya and Nicholas A. Christakis, "Association of Facebook Use with Compromised Well-Being: A Longitudinal Study," *American Journal of Epidemiology* 185, no. 3 (February 1, 2017): 203–211, doi.org/ 10.1093/aje/kww189.

40. 《哈佛商業評論》：Holly B. Shakya and Nicholas A. Christakis, "A New, More Rigorous Study Confirms: The More You Use Facebook, the Worse You Feel," *Harvard Business Review*, April 10, 2017, Health, hbr.org/2017/04/a-new-more-rigorous-study-confirms-the-more-you-use-facebook-the-worse-you-feel.

41. 《大西洋》雜誌：Twenge, "Have Smartphones Destroyed a Generation?"

42. 回憶錄《矽谷潑猴》：Antonio García Martínez, *Chaos Monkeys: Obscene Fortune and Random Failure in Silicon Valley* (New York: HarperCollins, 2016), 382.

43. 「打從DNA被破解以來，最大的個人資料控管者」：同前，320。

44. 沒上網時的生活無數細節：同前，381–82。

45. 心智無法：Sunim, Haemin, *The Things You Can See Only When You Slow Down: How to Be Calm and Mindful in a Fast-Paced World* (New York: Penguin Books, 2017), 65.

46. 二十五分鐘：Gazzaley and Rosen, *The Distracted Mind*, 133.

47. 史丹佛：Eyal Ophir, Clifford Nass, and Anthony D. Wagner, "Cognitive Control in Media Multitaskers," *Proceedings of the National Academy of Sciences of the United States of America* 106, no. 37 (September 15, 2009): 15583–87, www.pnas.org/content/106/37/15583.full.pdf.

48. 研究人員的假設有誤：*Digital Nation,* Interview with Clifford Nass, aired on

December 1, 2009, on PBS, www.pbs.org/wgbh/pages/frontline/digitalnation/interviews/nass.html.

49. **神經元**：Nicholas Carr, *The Shallows: What the Internet Is Doing to Our Brains* (New York: W. W. Norton, 2011), 120.

50. **倫敦計程車司機的大腦**：Eleanor A. Maguire et. al., "Navigation-related Structural Change in the Hippocampi of Taxi Drivers," *Proceedings of the National Academy of Sciences of the United States of America* 97, no. 8 (November 10, 1999): 4398–4403, www.pnas.org/content/97/8/4398.short.

51. **特別擅長**：Carr, *The Shallows*, 115.

52. **多螢幕把消費者訓練成**：Microsoft Canada, *Attention Spans*.

53. **大腦就必須**：Carr, *The Shallows*, 122.

54. **記憶的竅門**："Plato on Writing," www.umich.edu/~lsarth/filecabinet/PlatoOnWriting.html. 值得注意的是，柏拉圖（轉述蘇格拉底）此處是在談書寫語。蘇格拉底合理關切書寫語言的發展將影響人們記憶資訊的能力，因為記憶是先前唯一的記錄方式。

55. **〈神奇的數字：7±2〉**：George A. Miller, "The Magical Number Seven, Plus or Minus Two: Some Limits on Our Capacity for Processing Information," *The Psychological Review* 63 (1956): 81–97, www.musanim.com/miller1956.

56. **接近二到四件事**：Carr, *The Shallows*, 124.

57. **誤把心的興奮**：Sayadaw U Pandita, *In This Very Life: The Liberation Teachings of the Buddha* (Somerville, MA: Wisdom Publications, 1992).

58. **看螢幕的時間（尤其是睡前時間）**：Gazzaley and Rosen, *The Distracted Mind*, 139.

59. **慢性疲勞會對健康造成傷害**：Division of Sleep Medicine, "Consequences of Insufficient Sleep," Harvard Medical School, healthysleep.med.harvard.edu/healthy/matters/consequences.

60. **即便只是短期的睡眠剝奪**：同前。

61. **大腦難以**：Gazzaley and Rosen, *The Distracted Mind*, 93.

62. 傷害等同：Division of Sleep Medicine, "Judgment and Safety," Harvard Medical School, last modified December 16, 2008, healthysleep.med.harvard. edu/need-sleep/whats-in-it-for-you/judgment-safety#6.

63. 「睡眠剝奪會影響記憶」：Gazzaley and Rosen, *The Distracted Mind*, 94.

64. 「看來我的幻想遊戲該升級了」：Michael Hainey, "Lin-Manuel Miranda Thinks the Key to Parenting Is a Little Less Parenting," *GQ*, April 26, 2016, Entertainment, www.gq.com/story/unexpected-lin-manuel-miranda.

65. 我們學會忍受：Pema Chödrön, "The Shenpa Syndrome," *Awakin.org*, March 14, 2005, www.awakin.org/read/view.php?tid=385.

66. 「正念是以更清楚的方式看世界」：Judson Brewer, *The Craving Mind: From Cigarettes to Smartphones to Love—Why We Get Hooked & How We Can Break Bad Habits* (New Haven: Yale University Press, 2017), 13.

67. 布魯爾和同仁：J. A. Brewer et al., "Mindfulness Training for Smoking Cessation: Results from a Randomized Controlled Trial," *Drug and Alcohol Dependence* 119, nos. 1–2 (2011): 72–80.

68. 「她從知識」：Brewer, *The Craving Mind*, 29–30.

69. 「我們必須」：Tim Wu, *The Attention Merchants: The Epic Scramble to Get Inside Our Heads* (New York: Vintage, 2016), 353.

70. 人人都曉得：William James, *Principles of Psychology* (New York: Dover, 1890), 403-4.

71. 「手機冥想」練習：James Bullen, "How to Better Manage Your Relationship with Your Phone," ABC Health & Wellbeing, August 11, 2017, www.abc.net.au/ news/health/2017-08-12/how-to-better-manage-your-relationship-with-your- phone/8784384.

72. 效果遠勝過：Alter, *Irresistible*, 272.

73. 增進血流的運動：Gazzaley and Rosen, *The Distracted Mind*, 203–5, 209.

74. 「奴隸充分意識到」：Nassim Nicholas Taleb, "Stretch of the Imagination," *NewStatesman*, Observations, December 2, 2010, www.newstatesman.com/

ideas/2010/11/box-procrustes-call-bed-taleb.

75. 二〇〇八年的一篇研究：Anna Rose Childress et al., "Prelude to Passion: Limbic Activation by 'Unseen' Drug and Sexual Cues," *PLoS ONE 3*, no. 1 (January 30, 2008): e1506, doi.org/10.1371/journal.pone.0001506.

76. 光是桌上有手機：Shalini Misra et al., "The iPhone Effect: The Quality of In-Person Social Interactions in the Presence of Mobile Devices," *The Sage Journal of Environment and Behavior* 48, issue 2 (July 1, 2014), journals.sagepub.com/doi/abs/10.1177/0013916514539755.

77. 帶來幻覺：Daniel J. Kruger, "What's Behind Phantom Cell Phone Buzzes?" *The Conversation*, March 16, 2017, theconversation.com/whats-behind-phantom-cellphone-buzzes-73829.

78. 平均每個月打開app十四‧七次：Caitlin O'Connell, "2015: The Year That Push Notifications Grew Up," *Localytics* (blog), December 10, 2015, info.localytics.com/blog/2015-the-year-that-push-notifications-grew-up.

79. 一份資訊：Gazzaley and Rosen, *The Distracted Mind*, 179.

80. 我們永遠：Pema Chödrön, *When Things Fall Apart: Heart Advice for Difficult Times* (Boston: Shambhala Publications, 1997), 34.

81. 閱讀改變大腦：Carr, *The Shallows*, 51.

82. 瑪莉安‧沃夫寫道：Maryanne Wolf, *Proust and the Squid: The Story and Science of the Reading Brain* (New York: Harper Perennial, 2007), 217–18.

83. 「不去關注是一種主動出力的過程」：Gazzaley and Rosen, *The Distracted Mind*, 55, 56.

84. 有益於工作記憶與長期記憶：同前，66–68。

85. 世俗版的：同前，190, 231，亦見：Brewer, *The Craving Mind*, 167, 175。

86. 「極大化」：Barry Schwartz, *The Paradox of Choice: Why More Is Less* (New York: Ecco Press, 2016).

87. 來場邂逅：Calvin Morrill, David Snow, and Cindy White, eds. *Together Alone: Personal Relationships in Public Spaces* (Berkeley: University of California

Press, 2005) and Vanessa Gregory, "The Fleeting Relationship," *New York Times Magazine*, December 11, 2005, www.nytimes.com/2005/12/11/magazine/fleeting-relationship-the.html.

88. **很容易**：Ralph Waldo Emerson and Stanley Appelbaum, *Self-reliance, and Other Essays* (New York: Dover Publications, 1993).

國家圖書館出版品預行編目資料

和手機分手的智慧 : 從此不再讓手機蠶食你的腦神經、鯨吞
你的生活──30天作戰計畫 / 凱薩琳.普萊斯（Catherine
Price）著 ; 許恬寧譯. -- 初版. -- 臺北市 : 大塊文化, 2018.08
　　面 ;　　公分. --（smile ; 154）
譯自 : How to break up with your phone
ISBN 978-986-213-910-3（平裝）

1. 精神醫學　2. 網路沉迷　3. 網路使用行為

415.95　　　　　　　　　　　　　　　　　107010836

LOCUS

LOCUS

LOCUS

LOCUS